生活里的中医养生

主 编 娄政驰 于朝锋 王晨琳

科学技术文献出版社
SCIENTIFIC AND TECHNICAL DOCUMENTATION PRESS
·北京·

图书在版编目（CIP）数据

生活里的中医养生 / 娄政驰，于朝锋，王晨琳主编. —北京：科学技术文献出版
社，2023.7（2024.4重印）

ISBN 978-7-5235-0388-1

Ⅰ.①生… Ⅱ.①娄… ②于… ③王… Ⅲ.①养生（中医）—基本知识
Ⅳ.① R212

中国国家版本馆 CIP 数据核字（2023）第 117904 号

生活里的中医养生

策划编辑: 薛士滨　责任编辑: 刘英杰　张雪峰　责任校对: 张　微　责任出版: 张志平

出　版　者	科学技术文献出版社	
地　　　址	北京市复兴路15号　　邮编　100038	
编　务　部	(010) 58882938，58882087（传真）	
发　行　部	(010) 58882868，58882870（传真）	
邮　购　部	(010) 58882873	
官 方 网 址	www.stdp.com.cn	
发　行　者	科学技术文献出版社发行　全国各地新华书店经销	
印　刷　者	北京虎彩文化传播有限公司	
版　　　次	2023 年 7 月第 1 版　2024 年 4 月第 2 次印刷	
开　　　本	710×1000　1/16	
字　　　数	191千	
印　　　张	12.5　彩插6面	
书　　　号	ISBN 978-7-5235-0388-1	
定　　　价	39.80元	

主编简介

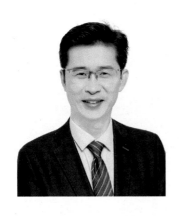

娄政驰，新乡医学院第三附属医院中医科主任，新乡医学院第三附属医院中医学教研室主任，国家中医药管理局首届中医药创新骨干人才，国家中医药管理局"齐鲁伤寒学派"传承人，国家中医药管理局全国基层名老中医药专家传承工作室负责人，全国高校毕业生就业能力培训教师，河南省卫生健康委仲景书院"仲景国医传人"，河南省中医药管理局中医药文化科普专家，河南省中医师承教育工作优秀医师，河南省卫生健康委健康科普专家，河南省卫生健康委"健康中原行 大医献爱心"优秀科普专家，中国老年保健医学研究会中医养生保健技术分会常务委员，河南省卫生健康委优秀科普工作者，河南省康复医学会治未病分会副主任委员，河南省科普学会家庭健康促进专业委员会常务委员，河南省中医药学会络病分会常务委员，河南省大学生校外实践"中医文化与人文关怀"教育基地负责人，河南省教育厅大学生职业生涯规划大赛优秀指导老师。

在高校开设并讲授"中医学""中医体质学""中医养生学""趣味中药""中成药的合理应用""细说女子那些事""非遗里中医药""中医学（双语）""中医临床护理学""中医护理学"等课程。

主讲"中医体质学"为河南省教育厅精品在线开放课程，获河南省教育厅线上一流本科课程，获河南省"中医学"本科教育线上教学优秀课程一等奖、河南省教育厅师德征文一等奖、河南省教育厅优质课比赛一等奖。曾获全国教学信息化交流活动高等教育组微课二等奖、全国高等医学院校青年教师教学基本功比赛二等奖、全国高等医学院校青年教师教学基本功比赛最受学生欢迎奖、河南省教育厅本科高校教师课堂教学创新大赛青年组二等奖。

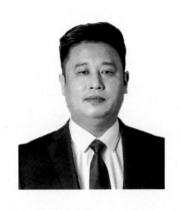

于朝锋，男，河南省汝州市人，出生于中医世家，中国农工民主党员，中西医结合医师，毕业于河南中医药大学，非物质文化遗产于氏中医外科第八代传承人，河南省卫生健康委员会首批中医药学术流派于氏嗣善堂中医外科流派传承人，河南省名中医李中玉教授学术思想继承人，河南国医医学研究院院长，中国中医药信息学会科学普及分会常务副秘书长，中国民间中医医药研究开发协会国医大师唐祖宣学术研究分会常务理事，河南省中医药学会医史文献分会医古文分会委员，河南省华侨国际文化艺术交流协会理事。

先后师承中国中医药翻译专家、中国著名书法家朱忠宝教授、河南省名中医李中玉教授、国医大师唐祖宣教授、全国著名医古文专家及中医药文化专家许敬生教授。传承名家学术思想，融合各家优秀中医诊疗理论，临证擅用经方加减，重视疾病预防和康复调养，常"辨证、辨病、辨体质"相结合，重视扶正固本。曾参与《中医健康典故》《长寿歌——古代健康长寿诗文选读》等中医相关书籍的编写工作。河南广播电视台都市频道大型传统文化类节目《我是中医传承人——岐黄寻宝》栏目总体策划运营。

在日常诊疗工作中，擅长运用凤凰散、麒麟膏、太乙灸等家传药方治疗各种外科疾病，尤以治疗妇女乳腺疾病最为有效。并将家传"太乙灸"配方进行创造性转化和创新性发展，研制出"百岁谷透骨活络灸"，并正式量化生产，服务更多患者。2016年，成立河南国医医学研究院，先后开设河南橘香园教育咨询有限公司、豫医会中医馆等，将特殊中医药诊疗方法通过培训教育传递给更多同人。2017年，注册成立河南沃象药业有限公司，联合众中医名家、大家，深度挖掘长期临床实践总结出的经方、验方，并对之进行全方面的研究，针对性的开发一切实有效的产品。2019年4月18日，发起召开"河南省健康科技学会中医药非物质文化遗产保护委员会筹备会"，将医药类非物质文化遗产进行保护和发扬。

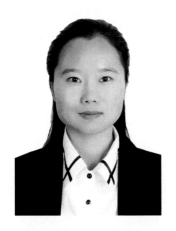

　　王晨琳，硕士研究生，现任新乡医学院第三附属医院中医科主治中医师，新乡医学院第三临床学院中医学教研室教师，郑学农全国基层名老中医工作室传承人，河南省康复医学会治未病分会委员。长期从事中医内科临床工作。

　　获河南省中医药文化著作出版资助专项，合著者第三位。发表《祛风清肺方治疗老年咳嗽变异型哮喘的临床观察》《仲景文化融入西医院校中医学思政教育路径探析》等多篇论文。参与河南省本科课程思政样板课程建设、河南省线上一流本科课程建设、河南省养生保健知识推广基地建设、"中医体质学"省级精品在线开放课程建设。

编委会

前言

中国优秀传统文化经典《易经》和《黄帝内经》告诉我们，生命化生于天道、地道和人道的交感互通。一阴一阳谓之道。生命有道，顺道则生则昌，逆道则衰则亡。作为中华民族几千年的文化瑰宝，中医理论正是探究生命之道、协调生命阴阳平衡的科学盛典。

"养生"是中医理论中探讨的重要话题。例如，"春捂秋冻"正是中医"养生"的规律性"写真"：

春季为什么要捂？

因为昼夜温差大，"一冷一暖"容易外感，故而要捂。

秋季为什么要冻？

为了让机体适应温度的变化，提高御寒防病能力，故而要冻。

这就是中医养生对生命存在规律的揭示。它与我们的生活息息相关，也是预防疾病的关键。

中医是生活中的医学，它无处不在，无时不有。它既存在于拯救生命的医院里，也活跃在田间地头、居室住宅、三餐四季中。基于此，本书的撰写是从新乡医学院第三附属医院中医科的健康科普宣传素材中获得灵感。作为现代中医学教学科研重要基地，新乡医学院第三附属医院中医科不仅承担着新乡医学院的中医教学工作，更承担着治病救人的临床工作。我们在诊治疾病的过程中，发现大多数患者因为不懂饮食起居、情志劳逸等养生之道而出现了健康隐患，还有很多患者在疾病向愈后并不知道该如何进行调护。这些问题如果不能得以及时纠正，患者的旧疾就有复发的风险。例如，有的患者因熬夜出现乏力，工作提不起精神；有的患者因贪凉饮冷而胃痛……从中医学角度来看，如果他们不改变以往不健康的生活方式，旧疾就有反复发作的可能。因此，坐诊时的健康宣教非常必要。可是，门诊诊务繁忙，不能面面俱到地讲解防病调护。考虑到这一点，我们充分利用互联网的健康科普宣讲优势，于 2016 年 6 月申请了第一个微信公众号——国医堂，在进行长达 7 年的中医知识积淀后，正式更名为四气五味说健康。公众号科普模块包括节气养生、药食同源的中药、中成药、四季药膳、保健穴位、多样茶饮、各类膏方、疫病调护、疾病预防等。另外，我们还以"授之以鱼，不如授之以渔"为理念，为让更多的人了解中医养生知识，我们简便、确切、有效地把中医预防及养生知识进行整理，总结经验，形成文字，最终成稿，将防病治病的养生理念传递给每个人。

本书以《生活里的中医养生》为书名，以四气五味说健康微信公众号为蓝本，从中遴选出通俗易懂，便于理解运用，并行之有效的养生知识进行总结整理，以四季养生、药食养生、经络养生、生活妙招为主线和知识模块，运用中医理论引导人们科学健康生活。本书旨在让人们在生活中感受中医的魅力与神奇，在不知不觉中运用中医指导健康生活，解决让人困扰的小问题，预防疾病发生。也正是我们撰写这本科普专著的初心和使命。

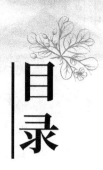

目录

一、四季养生

二、药食养生

三、经络养生

四、生活妙招

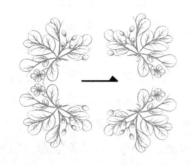

一

四季养生

1. 春季养生

春季气候特点

春季是指从立春后到立夏前。春为一年四季之首，春回大地，阳气升发，万物至此，渐次复苏。春气内应肝，肝气、肝火易随春气上升，而肝阳旺盛，易导致高血压、眩晕、肝炎等疾病。春季气候变暖，气血活动随之加强，人体新陈代谢也活跃起来。对此变化，健康的人能很快适应，体弱多病者及老人和孩子则易产生不适，使旧病复发或病情加重。因此春季在疾病的防治上要早做准备，要春捂，多喝水，服饰宽松，少酸、增甘，宜动不宜静，阳光出来后宜进行活动，不空腹，忌怒，可多食韭菜、菠菜。

起居有时

衣

俗话说"春捂秋冻"，其实主要说的就是惊蛰前后，因为这段时间，气温回升明显，特别是中午，气温很高，很多人立即摆脱了厚厚的外衣，甚至有的人穿起了短袖、短裙。然而，这时气温并不稳定，早晚温差大，过早地脱掉外衣很容易被风寒侵袭，长期受凉，容易引发关节疼痛等。所以，"春天要捂"是很有道理的，《备急千金要方》主张春时衣着宜"下厚上薄"。

食

春天是升发的季节，饮食上以清淡为主，可以适当地多吃一些芽类菜或嫩苗，如绿豆芽、黄豆芽、香椿、荠菜等；还可以多吃一些绿色蔬菜，如菠菜、生菜等，可以起到养肝护肝的作用。

住

一到春天，人们常常会出现"春困"的现象，很容易感到困倦、乏力。"春困"是人体生理功能随季节变化而出现的一种正常的生理现象。惊蛰后要遵循自然规律，早睡早起，以去"春困"。睡前可用热水泡脚，并按摩足底涌泉穴，以促进睡眠。晨起可站在阳台或窗前，充分舒展身体，将双手搓热，轻搓按摩脸部，捂在双眼上片刻，给眼睛做个保健操，既可以赶走困意，又可以防止春天眼睛干涩。

行

正如《黄帝内经》中所说："春三月，此谓发陈，天地俱生，万物以荣，夜卧早起，广步于庭，披发缓行，以使志生。"就是告诉我们，春天要早起，起来干什么呢？要松散头发，穿宽松舒适的衣服，在院子里散步。春天是养肝的季节，肝为将军之官，最怕的就是被压抑、受约束。人们早早地起床，做一些舒缓的运动，能很好地舒畅肝气，使人心情愉悦。像散步、慢跑、郊游、放风筝等都是不错的运动方式。

导引功法

肝属木、应春，春为肝气所主，故春季宜练习调肝的养肝导引功法。

肝脏导引功法

1)《黄庭内景五脏六腑补泻图》"肝脏导引法"。此法共一势：正身端坐，右手按于右大腿根部，左手按于右手之上，缓慢左右扭转上身各 15 次。

原文曰"正月二月三月行之"，即此法适合在春季肝主令时修习，能防止肝之风邪积聚，预防肝疾的发生，对于肝脏具有保健作用。

2)《灵剑子》"导引法"。《灵剑子》载录"补肝脏三势，春用之。"此导引法共三势。第一势：取站式或正坐，双目垂帘，似闭非闭，舌抵腭，用双手掩口鼻，取热气，再上下搓面 35 遍，使面部极热。闭气，意想从肝脏中一股清气缓缓入肩背，引中丹田气入肝脏，复引入下丹田。第二势：平身正坐，两手胸前用力交叉，然后向上绕头置于项后，仰头，手用力上托，头仰下压。反复多次至力极。第三势：接上势，两手叠放压于左大腿腹股沟处，用力向上挺身，反复多次至力极，再换右腿重复前法。

3)《遵生八笺》"养肝坐功法"。正坐，两手重叠按大腿骨的下方，慢慢转过身躯，左右各三五次；又以两手浅相叉，翻覆向胸三五次。然后稍稍闭气，闭目，三咽液，三叩齿而止。其用能祛肝脏平时积聚的风邪毒气。

"春捂秋冻"，怎么"捂"？

初春，大地回暖，万物复苏，呈现出一派生机勃勃的景象，但昼夜温差大，"一冷一暖"。俗话说"春捂秋冻"，春天气温回升快，但不稳定，常常出现一会儿是夏天，一会儿是冬天的"反常"现象。那么大家知道春天应该怎么"捂"吗？"捂"的标准是什么呢？

春捂秋冻，究竟怎么"捂"？

气温：15 ℃是"捂"的临界温度

研究表明，对儿童、老人等需要"春捂"的人群来说，15 ℃可以视为捂与不捂的临界温度。当气温持续在15 ℃以上且相对稳定时，就可以不捂了。初春时节，一般都是早晚凉、中午热，所以大家应该注意气温的变化，及时增减衣物。

温差：昼夜温差大于8 ℃是"捂"的信号

初春的天气，前一天还是春风和煦、春暖花开，刹那间又可能寒流涌动。面对这"百变"的春天，如何随天气变化增减衣服呢？专家认为，昼夜温差大于8 ℃是该"捂"的信号。

时机：冷空气到来前24~48小时做好"捂"的准备

许多疾病的发病高峰与冷空气南下及持续降温密切相关。最明显的就是感冒、消化不良等症状，它们会在冷空气到来之前捷足先登，侵犯人体健康。因此，"捂"的最佳时机，应该是气象台预报的冷空气到来之前的24~48小时，晚了则犹如雨后送伞，毫无意义。

持续时间：7~14天恰到好处

衣服应随着气温回升慢慢地减下来。但是减衣不能太快，否则会出现没"捂"到位的现象。怎样才算"捂"到位？医学家发现：气温回冷需要加衣御寒，即使气温回升了，也得再捂7天左右，尤其是体弱的孩子和老人，减衣过快很可能会让他们冻出病来。

所以，乍暖还寒时节，还是要适当地捂一捂，以防"倒春寒"伤到自身。亲爱的朋友们，记住这四点哦！

春季如何阳气足，常晒这两处！

一年之计在于春，春季的天气由寒转暖，自然界的阳气开始升发，同时人体内的阳气也开始升发，在此时特别应该注意养护好我们体内的阳气。晒太阳正是补充阳气最直接有效的方式之一。

"夫四时阴阳者，万物之根本也。所以圣人春夏养阳，秋冬养阴，以从其根，故与万物沉浮于生长之门。"《黄帝内经》很早就告诉我们春天要养阳气。中医认为，晒太阳不仅可以温煦体内的阳气、强健骨骼，同时还可以降低某些疾病的发病率。

那么，晒哪里、什么时间晒效果更好呢？

头部

中医认为，头为"诸阳之首"，是全身阳气汇聚的地方，凡五脏精华之血、六腑清阳之气，皆汇于头部。

百会穴位于头顶正中，是百脉汇聚之处。晒太阳时，一定要让阳光晒过头顶，最好能晒到正午的阳光，也就是 11 点到 13 点。我们平时可以选择在午饭后，到室外让阳光洒满头顶，通畅百脉、调补阳气。

背部

民间有句俗语"养背就是养全身"。中医认为，背为阳、腹为阴。背部分布的基本都是人体的阳经，避风晒背能暖背通阳、疏通背部经络，对心肺大有裨益，还可起到补充人体阳气的作用。如果背部受冷，则风寒之邪极易通过背部经络入侵，伤及阳气而致病，年老体弱或久病虚损之人易旧病复发，并加重病情。

我们可以选择在上午 10 点至下午 3 点晒背。初春天气比较凉，晒背时一定要避风，做好防寒保暖。晒背的时间可长可短，一般每次半小时即可。

人体内正常的脏腑功能靠阳气来支撑，平日空闲的时候，我们根据自身情况，适当多晒晒太阳，使阳气充盈，抵抗疾病的能力自然就会提高。

春季防湿疹，注意哪些方面？

随着气温逐渐升高，很多朋友都迫不及待地想要亲近大自然，感受春天的气息，但是春天是湿疹、皮肤过敏的高发季，外出时要多加注意。

为什么春季是湿疹高发期？

春季温度回升，螨虫及各种病菌生长，过敏原暴增，紫外线强度升高，皮肤受到的刺激相应增加；花草树木吐蕊绽放，花粉、柳絮成为诱发因素；加之本身为过敏体质或抵抗力不强。

因此，春季一到，各种过敏性疾病就出现了。

湿疹是春季常见的一种皮肤过敏现象，是一种过敏性表皮炎症，任何年龄和季节均可发病，特别是在春季或春夏交替的季节发病人数剧增。

专家表示，过敏性疾病有个"三部曲"，先发生湿疹，再发生过敏性鼻炎，然后发生过敏性哮喘，是一系列的特应性进程。还有专家说这其实是体内水液代谢不均衡的表现。

从中医角度来看，我们的体内会源源不断地生成水液，并且会通过我们的脏腑，输布到全身各处利用吸收，剩余水分和代谢废物会被排出体外。在这个过程当中，一旦流通不顺畅，出现瘀堵，就有可能导致湿的产生，不仅会诱发湿疹，还会因瘀滞位置不同，身体出现不同表现。

尽早地干预湿疹，可预防其他过敏性疾病的发生。

如何预防湿疹，注意4个细节，躲开湿疹。

湿疹可以控制，但难以治愈，部分患者可能迁延终身。以下几个方法可以避免湿疹的发生和加重。

1）避免过度清洁和刺激

将淋浴或泡浴的时间控制在5~10分钟，用温水洗澡，尽量避免搓澡，否则会进一步破坏皮肤的屏障。

选择不含香料、无皂基的沐浴产品，不要使用清洁力过强的香皂，那样会使得皮肤干燥。使用沐浴油有一定的帮助。洗澡后使用纯棉的浴巾轻轻地擦干身体，避免大力揉搓，特别是有皮损的部位要小心地按压擦干。

2）保持皮肤湿润

使用润肤剂可以改善皮肤干燥，止痒，避免过敏原及细菌产物进一步进入体内，对湿疹有辅助治疗作用。患者在用浴巾擦干皮肤后，应立即全身涂抹润肤剂，包括皮损部位。润肤剂应尽量选择不含香料的产品，患者在涂抹后感觉皮肤滋润、无瘙痒和刺激反应即可。

外用药物如果使用霜剂，建议在使用润肤剂之前 15 分钟使用，乳膏则在润肤剂使用 15 分钟之后使用。

3）正确使用激素类药物

局部间断外用糖皮质激素药物，并配合润肤保湿剂，是目前公认的治疗湿疹的一线首选疗法。用药时应遵循分期治疗、分级治疗的原则，合理使用激素类药物，建议咨询皮肤专科医师具体指导用药。

4）调整生活方式

湿疹不易控制，因而需要在生活的各个方面多加小心。选择棉制品衣物，以宽松为宜，由于部分患者对羊毛过敏，应尽量避免直接接触羊毛衣物。新衣服最好清洗后再穿，避免刺激皮肤。避免进食所有可能致敏的食物。不要使用含有食品添加剂甚至抗生素的食品。保持适宜的温度环境和清洁的生活环境，减少雾霾、尘螨、动物毛发、花粉、真菌等过敏原的刺激。尽可能遮挡外露部位，尽量避免雾霾天气外出，如需外出也要保护皮肤，并保证清洁。

春季防咳喘，需要注意什么？

春季天气易反复，且早晚温差大，容易引发上呼吸道感染，导致咽干、咽痒、咽痛、咳嗽等症状。所以，受慢性咳嗽或过敏性疾病困扰的人群，春季更要做好防护措施，谨防病情反复。

一般来说，持续 3 周以内的通常指急性咳嗽，亚急性咳嗽周期为 3~8 周，8 周以上属于慢性咳嗽。

现实生活中，很多人觉得咳嗽是小事，咳了几个星期不见好，就自己吃点消炎药，但咳喘往往变本加厉。长期频繁、剧烈的咳嗽后，可能会出现严重的并发症，如咳嗽性晕厥、骨折、尿失禁等。

过敏体质的人，在吸入花粉、尘螨、动物毛发后，都有可能出现咳嗽、哮喘等症状。

如果久咳不止，一定要及时到医院就诊，查清楚咳嗽的原因，对症下药，千万不要忽视了潜在病因发出的预警信号。咳嗽重在预防，预防春季咳嗽，首先要注意天气冷热变化，及时增减衣物。

对于一些久坐的上班族来说，要经常打开窗户，保持室内的空气流通。外出踏青或是户外活动时，戴好口罩，做好个人防护。

饮食方面，易咳嗽人群应该注意吃得清淡，少吃辛辣、油腻的食物，多吃蔬菜，多喝水。哮喘患者日常要注意避免接触过敏原。

预防咳嗽，大家还要注意增强抵抗力，合理锻炼身体，增强气道局部和全身的免疫力，做到劳逸结合。喜欢晨练的老人，不宜起得太早，最好在太阳出来后再开始锻炼，同时要注意适当增减衣物。

春季干燥"上火"怎么办?

"上火"为民间俗语，又称"热气"，从中医理论解释，属于热证范畴。中医认为人体阴阳失衡、内火旺盛，即会上火。因此所谓的"火"是形容身体内某些热性的症状，而"上火"也就是人体阴阳失衡后出现的内热证候，具体症状如眼睛红肿、口角糜烂、尿黄、牙痛、咽喉痛等。"上火"在干燥气候及连绵湿热天气时更易发生。

一般认为"火"可以分为"实火"和"虚火"两大类，临床常见的"上火"类型有"心火"和"肝火"。解决方法是"祛火"，即中医的清热泻火法，可服用滋阴、清热、解毒消肿药物，也可用中医针灸、拔罐、推拿、按摩等疗法。平时要注意劳逸结合，少吃辛辣煎炸等热性食品。

"上火"的临床表现

"上火"（热证）的临床表现有轻有重，常见的重症如中暑，多为处于温度过高、缺水、闷热的环境下时间过长所致，可出现发热，甚至昏迷，是一种典型的外感火热证。而通常所说的"上火"一般比较轻，多属于中医热证的轻症，如不伴有全身热性症状的眼睛红肿、口角糜烂、尿黄、牙痛、咽喉痛等。这种内生的火热情况比外感火热多。如工作生活压力大、经常熬夜、吃辛辣食物等，易从内生火。

实火临床表现：面红目赤、口唇干裂、口苦燥渴、口舌糜烂、咽喉肿痛、牙龈出血、鼻衄出血、耳鸣耳聋、疖疮乍起、身热烦躁、尿少便秘、尿血便血、舌红苔黄、脉数。

虚火临床表现：多为内伤劳损所致，可进一步分为阴虚火旺和气虚火旺（气虚内热）两型。阴虚火旺多表现为潮热盗汗、形体消瘦、口燥咽干、五心烦热、躁动不安、舌红无苔、脉细数。气虚火旺常见症状有全身低热、午前为甚、畏寒怕风、喜热怕冷、身倦无力、气短懒言、自汗不已、尿清便溏、脉大无力、舌淡苔薄。

临床常见的"上火"类型

1）心火：分虚实两种，虚火表现为低热、盗汗、心烦、口干等；实火表现为反复口腔溃疡、牙龈肿痛、口干、小便短赤、心烦易怒等。

2）肺火：主要表现为干咳少痰、痰中带血、咽疼音哑、潮热盗汗等。

3）胃火：分虚实两种，虚火表现为轻微咳嗽、饮食量少、便秘、腹胀、舌红、少苔；实火表现为上腹不适、口干口苦、大便干硬、舌苔黄腻。

4）肝火：常称一些情绪容易激动的人为"肝火大"。其实，一般俗称"肝火大"的体质还有下列症状：口干舌燥、口苦、口臭、头痛、头晕、眼干、睡眠不稳定、身体闷热、舌苔增厚等。

5）肾火：主要表现为头晕目眩、耳鸣耳聋、发脱齿摇、睡眠不安、五心烦热、形体消瘦、腰腿酸痛等。

"灭火"食物推荐

1）多吃百合，灭心火

我们经常会说"心里有火"，指的就是心火。心脏在中医五行中属火，掌管血脉运行。更年期女性或老年人易情绪波动，失眠多梦，心情烦躁，导致出现口舌糜烂、口腔溃疡、尿黄灼热等症状；儿童表现为多动、不安等，这些都属于虚火。

应对心火，饮食上应多吃胡萝卜、酸枣、百合等补养心肾之品。

2）适当运动，灭肺火

民间有种说法：咳嗽是因为肺里有火。肺火也属于虚火。情绪不稳定、两眼干涩、咽干疼痛、咳嗽胸痛、干咳无痰、潮热盗汗、手足心热、失眠、舌红等，都是肺火的表现。

想要灭肺火，可以多喝水，多吃蔬菜水果，如木瓜、梨、萝卜等。此外，要适当运动锻炼，除了运动也可以通过食疗来降肺火。

3）多喝枸杞菊花茶，清肝火

肝火旺盛时，眼睛肿痛发涩，血压也容易出现波动。如果同时有烦躁易怒、耳鸣、眼干、口臭、口苦便干等症状，多属实火，可喝决明子茶、野菊花茶进行调理；如果同时有脚心发热症状，多属虚火，可用枸杞或杭白菊泡水喝。

春季要如何选择水果？

水果是我们日常生活中不可缺少的一类食物，其中含有丰富的维生素、矿物质、膳食纤维和抗氧化物等，能够营养机体，促进新陈代谢，增加身体的抵抗力和免疫力。

不过，水果种类众多，有的性寒凉、有的性温热，人体又分不同体质，这个春天，我们该如何选择适合自己的水果呢？

（1）春季水果选择三大标准

《黄帝内经》提到"不时不食，顺时而食"。因而我们要根据春季的特点去选择性地吃水果。

1）温性水果：养阳

春天是阳气升发的季节，适当食用一些温热性水果，可以达到散寒、温经、通络、助阳等作用，像苹果、葡萄、菠萝、杧果、樱桃等都可以作为日常选择。

2）少酸多甘：抑肝火、补脾胃

"省酸增甘"是中医春季养生的饮食原则，吃水果也是一样。

春季肝气本就旺盛，而酸味入肝，若过多地吃酸味水果，容易助长肝气，这对肝火过旺的人群来说，无疑是"火上浇油"；另外，肝气过旺就会直接损害脾胃，而甘味入脾，适当食用，能帮助脾胃抵御肝火的伤害。

因此，春季可以选择像草莓、白兰瓜、葡萄、香蕉等甘味水果。

但要注意，这类水果不可食用过多，以免引起体内聚糖过多，造成发胖、血糖升高等问题。

3）滋阴生津：防春燥

春天的主气是风，且春风温暖，吹在人身上，会加速人体水分蒸发；同时，春季温度回暖，阳气升发，人体内的郁热外散，容易出现咽喉肿痛、口鼻干燥、烦躁失眠、大便干结等春燥现象。

此时，可以适当多吃些梨、桑椹、枇杷等，能生津润燥、滋阴养肝、润肠通便。

（2）春季不容错过的两种水果

1）枇杷：润肺、和脾胃

民间素有"天上王母蟠桃，地上三潭枇杷"的说法，可见其养生好处多。从中医的角度说，其有润肺、化痰、止咳之能；现代研究也认为常吃枇杷有利于预防感冒。

不仅是果实，枇杷的叶子晒干泡茶喝，有泄热下气、调和胃腑、疏理胃气的好处。

2）梨：生津润燥

春燥易伤人，引起咳嗽、咽干，不妨常吃点梨。

梨的水分含量非常高，有清热养阴、利咽生津的功效，有助于缓解春季咽喉干、痒、痛及声音哑等春燥症状。但梨性凉，脾胃不好的人建议熟吃！

（3）水果不能代餐，亦不能代替蔬菜

很多人减肥的时候会选择水果代餐。但是水果的含糖量较高，在5%~15%，而且是容易消化的单糖和双糖，吃多了，糖分超标，不仅容易使人发胖，还会导致血液中的甘油三酯等升高。水果含水分高，蛋白质含量却不足1%，几乎不含人体必需的脂肪酸，远远不能满足人体的营养需要。因此不能代餐，每天食用200~350克即可。而从营养素的总体含量和总的抗氧化能力来说，水果不如蔬菜，因此每天食用400~500克的蔬菜是必需的。

（4）直接吃比榨汁好

一般水果中85%以上都是水分，榨汁等于浓缩了水果，降低了饱腹感，一不小心糖分和热量就食用超标。而且直接吃有利于锻炼咀嚼功能，保持牙齿活力。

不过，对于消化不良或咀嚼能力弱的人，就比较适合自制鲜榨果汁，但要注意食用量。

春季要注重八个方面

春季是一个气候多变的时节，这个季节的养生也要掌握科学的方法。中医认为，春季是养生最重要的季节，春季中医养生重在八个方面，分别为"阴、阳、气、脑、脾、胃、肾、热"。

（1）养阳

春夏季节是大自然气温上升、阳气逐渐旺盛之时，此时养生宜侧重于养阳才能顺应季节变化。根据春天里人体阳气升发的特点，可选择平补和清补的饮食，如选用温性食物进补。平补的饮食适合于正常人和体弱的人，如荞麦、薏苡仁、豆浆、绿豆、苹果、芝麻、核桃等。清补的饮食是指将食性偏凉的食物熬煮食用，如梨、藕、荠菜、百合等。

（2）养阴

阴虚者及胃、十二指肠溃疡易在春天发作，饮食上可采用蜂蜜疗法。将蜂蜜隔水蒸熟，于饭前空腹服用，每日 100 毫升，分 3 次服用；或用牛奶 250 毫升，煮开后调入蜂蜜 50 克，白及 6 克，调匀后饮用。这些均有养阴益胃之功效。阴虚内热体质者，可选大米粥、赤豆粥、莲心粥、青菜泥等食物，切勿食用太甜太腻、油炸多脂、生冷粗糙食物。

（3）养气

老年慢性支气管炎也易在春季发作。春季阳气升发，人体之阳气亦随之而升发，为扶助阳气，在饮食上应该注意，可常食用葱、荽、豉、枣、芪等，还要多吃具有祛痰健脾、补肾养肺功效的食物，如枇杷、梨、莲子、百合、大枣、核桃、蜂蜜等，有助于减轻症状。

（4）养脑

春天，肝阳上亢的人易头痛、眩晕，这就是中医学所说"春气者诸病在头"的原因。其饮食防治方法是，每天吃香蕉或橘子 250~500 克；或用香蕉皮 100 克，水煎代茶频频饮之。另外，还可用芹菜 250 克，大枣 10 枚，水煎代茶饮。

（5）养脾

我们常有"春日宜省酸增甘，以养脾气"之说，这是因为春季为肝气旺之时，肝气旺会影响脾，所以春季易出现脾胃虚弱之症，而多吃酸味食物会使肝阳偏亢，故春季饮食调养宜选辛、甘温之品，忌酸涩，应多食用蔬菜及山野菜等。

（6）养胃

饮食上应避免摄取含肌酸、嘌呤碱等物质丰富的猪肉汤、鸡汤、鱼汤、牛肉汤及菠菜、豆类、动物内脏和刺激性调味品，因上述食物有较强地刺激胃液分泌的作用，也易形成气体导致腹胀，增加胃肠负担。饮食宜清淡、易消化，可采用上述蜂蜜疗法。

（7）养肾

春天气候舒爽，是肾功能不佳患者养肾与调理的好时机，此时服用强肾配方与固肾药膳，对肾功能损害初期的疗效较好，患者要注意春季生活调理，饮食以清淡甘味为主。可食用清淡蔬果，如山竹、藕、薏苡仁、黄瓜及香瓜等。

（8）养热

早春时节气候仍很冷。一方面，寒冷刺激甲状腺，可引起功能亢进，消耗热量使人体耐力和抵抗力减弱；另一方面，人体为了御寒也需要消耗热量来稳定基础体温。所以早春期间的饮食构成应以高热量为主。除谷类制品外，还可选用糯米制品及黄豆、芝麻粉、花生、核桃等食物，以及时补充能量。

2. 夏季养生

夏季气候特点

夏季从立夏开始到立秋结束，是阳气最盛的季节，气候炎热而生机旺盛。此时自然界及人体的阳气外发，伏阴在内，气血运行亦相应地旺盛起来，活跃于机体表面。夏天的特点是燥热，"热"以"凉"克之，"燥"以"清"驱之。因此，"清燥解热"是夏季避暑的关键。盛夏酷暑蒸灼，人易感到困倦烦躁和闷热不安，因此首先要使自己的心情平静下来，做到神清气和，切忌暴怒，以防心火内生。同时注意养心，夏季是心脏病的高发期，中医认为心与夏气相通应。心的阳气在夏季最为旺盛，所以夏季更要注意心脏的养生保健。夏季养生重在精神调摄，保持愉快而稳定的情绪，切忌大悲大喜，以免以热助热、火上加油。心静人自凉，可达到养生的目的。

起居有时

衣

暑热之邪当道，皮肤腠理疏松，汗液排泄，因此要适当地少穿衣，另外注意选择衣料，尤其丝绸、棉布、真丝等最好。少穿紧身衣，以利身体内排出的汗气散发。要勤于换衣，防止汗液浸湿衣物滋生细菌。衣服的颜色多选择浅色系列，以减少阳光的照射。

夏季的一个特点是多雨水，下雨后加上炎热的气温，天地间就像蒸笼一般，叫人喘不过气。暑湿之气也会对人体造成影响，使人在暑热之余更觉昏沉倦怠。古人常会在身边佩戴香囊，以苍术、藿香、艾叶、丁香等中药材打碎入袋，取芳香化浊的效果，使人体免受外湿所伤，也有防蚊虫之效。

食

人们常常因为天气炎热而没有食欲，进而过食生冷伤害脾胃。我们在饮食上面应注意三个方面：一是清淡为主；二是切忌贪凉；三是苦夏应"多吃点苦"。夏季饮食应少荤多素，宜多食蔬果谷物类。在果蔬中尤其推崇"瓜族"，如苦瓜、冬瓜、西瓜、香瓜等。明代李时珍认为粥是夏季最佳饮食。可将绿豆、莲子、荷叶、芦根、扁豆等清心祛暑之品加入粳米中煮粥，凉后食用可健脾胃、祛暑热。薏米赤小豆粥清热健脾；冬瓜荸荠粥补益胃肠、生津除烦。夏季在五味中对应于苦味，主入心经，因此苦味食物大都具有清热解暑、燥湿坚阴的作用。适当吃一些苦味食物，如苦瓜、莲子、生菜等，对人体大有裨益。正所谓"苦夏食苦夏不苦"。

住

夏季气候炎热，许多人都爱将家中的温度通过空调调得较低，刚进房间就觉寒意袭人，其实这样不利于健康。夏天，阳气本应外出，汗孔开泄，若突然遇寒，除了与阳气畅旺外达之性相逆之外，寒气也易进入人体，尤其在睡觉之时更易受寒。建议家中温度不宜过低，不要让自己有寒冷的感觉，这样一方面有利于健康；另一方面也更环保。

我们要顺应夜短昼长的季节特征，别再教条地坚持早睡早起，加上气候炎热，很多人夜晚很难早入睡。既然昼长，我们索性就晚一点睡。夏天白昼较长，睡眠容易受到干扰，这时候适当的午睡对身体有很大的好处。午睡时间一般以半小时到 1 小时为宜。对于上班族而言，若不能午睡，也可以闭目养神 30~50 分钟。11:00—13:00 正是心经当令之时，心要静养，夏季在五行中对应于心，因此夏季午睡就显得更为重要了。

行

对于爱运动的人，建议大家应在气温较为凉爽的早晨或傍晚适当运动。可在公园、湖边等空气新鲜的地方，以散步、慢跑、太极拳、广播操这些运动为好。有人认为出汗多就是运动到位了，但在夏季可别追求大汗淋漓。夏季气温本就较高，若再剧烈运动，就会导致汗泄太多，轻则伤津，重则耗液，不但伤阴液，而且损阳气。运动时必须保证足量饮水，出汗过多，可适当饮用淡糖盐开水或绿豆盐水汤，千万别贪凉。忌讳大量饮用冰镇饮料，更不能立即用冷水冲头、淋浴，否则会引起寒湿痹证等多种疾病。

导引功法

心属火、应夏，夏为心气所主，故夏季宜练习调心养心的导引功法。

心脏导引功法

1)《黄庭内景五脏六腑补泻图》"心脏导引法"。此法包括四势。第一势：正身端坐，两手握拳，右手向左，左手向右，两手用力相互捣动各30次。第二势：正身端坐，用左手按左大腿上，右手向上托举，向上托举时自我加重如驮重石。左右臂交替行功若干次。第三势：两手十指相交叉，前伸，用脚踏两手中，左右脚互换各30次。第四势：收势。行功完毕，闭目端坐良久，然后将口中唾液分3次咽下，再叩齿3次而止。

此法需经常修习，可以祛除心胸间各种风邪疾患，预防心脏疾患的发生。

2)《灵剑子》"导引法"。《灵剑子》载录"补心脏三势，夏用之。"此导引法共三势。第一势：端坐，闭气，双目垂帘，似闭非闭，舌抵腭，身体侧弯，同时两手上撑过头，掌心向外，至力极。左右行功同。第二势：正身端坐，闭气，用一手按大腿腹股沟处，一手向上举，挺腰身，至力极，然后左右互换重复前面动作。第三势：取站式或端坐，将两手合掌于胸前，指尖向前，极力伸臂，至力极为度。此导引法于夏季修炼。心属火、应夏，夏为心气所主，故补心养心多宜在夏季。

3)《遵生八笺》"养心坐功法"。正坐，两手握拳，用力左右相虚筑各六次；又以一手按腕上，一手向上拓空，如撑起重石；又以两手相叉，以脚踏手中五六次。然后稍稍闭气，闭目，三咽液，三叩齿而止。此功的作用是清除心胸之中的风邪诸疾。

夏季养生要养心

中医五行学说认为，夏属火，火气通心。夏季闷热难耐，人们出汗多，容易耗心阴、损心阳，除了容易发生中暑，脑卒中、心肌梗死等心脑血管事件发生的风险也提高了。中医认为，心为君主之官，脏腑百骸皆听令于心，心动则五脏六腑皆摇，心安则血脉通畅、五脏六腑安宁。因此，夏季养生首重清心养心。今天我们就与你说说夏季养心那些事。

早起晨练养阳养心　人的作息时间应该"顺应四时"。入夏后，日出早，人就应该早起晨练促进阳气升发。晨起后饮用一杯白开水，再进行短时的晨练，运动不要太剧烈。

午时养心宜小睡　中医学认为，心为五脏六腑之主宰。午睡不但有利于补足睡眠，而且能够改善冠脉血供、增强体力、消除疲劳。午时是指 11：00—13：00，这个时候心经当令，宜小睡 30 分钟至 1 小时以养心。即使睡不着，闭目养神对身心也很有好处。

下午喝杯养心茶　夏季炎热，与心血管病关系密切的钾元素及其他人体微量元素易随汗液流失，夏季常喝茶既可消暑又能补钾。除了茶叶水，还可调配一些简单的中药茶，清热解暑兼养心安神。例如：用荷叶和莲子心泡水，能够养心益智、清心火、解暑热；用西洋参 6 片，麦冬 10 粒，开水浸泡代茶饮，适合暑热所致的神疲虚弱、乏力、头晕、口渴、汗多者；对于心火上炎所致的心烦失眠、口腔溃疡，可用莲子、栀子、酸枣仁各 6 克，开水浸泡代茶饮，有清心除烦、安神之效。

傍晚放松利身心　夏季心神易扰，养心宜静。夏季傍晚可以做一些伸展性、放松性的运动，以放松骨骼肌肉为主，可以促进夜间睡眠。运动方式推荐散步、做操等舒缓的运动。舒展肢体的运动能够促进周身血液循环，从而减轻心脏负荷。

夜间养心要泡脚　夏季湿气较重，湿邪最易侵袭人体的脾脏。湿邪困脾，久之易伤心阴。夜间泡脚配合按摩涌泉穴，有助于祛除暑湿，预防热伤风，让人振奋精神、增进食欲、促进睡眠。按摩涌泉穴还可以激发肾精、滋养心神。

夏季感冒预防之道

感冒，是每个季节都会见到的"小病"，然而夏天炎热的气候给这看似不起眼的"小病"又添几分不适，鼻塞咽痛，头昏脑涨，恶心呕吐……诸多症状让患者很不好受，所以，我们从生活起居、饮食等方面聊聊如何预防夏季感冒，做好防护，让感冒无从下手。

夏季感冒的预防之道

1）精神调摄：夏季炎热干燥的天气、昼长夜短，都很容易让人产生烦躁情绪。

所以应注重精神调摄，保持愉快而稳定的情绪，切忌大悲大喜，以免以热助热、火上浇油。

2）起居有节：适度午睡，补充精力；睡觉时不宜直吹空调或风扇，更不宜夜晚露宿；气温较高时尤其是午后高温时段，尽量避免在强烈阳光下进行户外工作或活动；避免长时间在阳光下曝晒，同时采取防晒措施，如穿浅色或素色的服装、戴遮阳帽、草帽或打遮阳伞，随身携带防暑药物，用以急救。

3）备常用药：家里可备一些常用药物，有轻微感冒症状时可备急用。如藿香正气水、双黄连口服液、感冒冲剂等。当然，一定要根据自己的症状，咨询医生后，再选择适合的药物。

4）多饮水：水是人体新陈代谢必不可缺的物质，中医有"汗为心液"的说法。夏季人们毛孔张开，汗液也比其他季节多，汗出过多易导致体液减少而伤津，因此要注意多饮水。每天要喝七八杯水，随时为身体补充水分；剧烈运动后，可以喝杯淡盐水。

5）讲究饮食：天一热人胃口就不好，消化功能降低，且易出现乏力倦怠、胃脘不舒等症状。夏季饮食，讲究清淡、食苦。清淡的食物，如性凉、味甘淡的冬瓜、丝瓜等夏令瓜菜，以及绿豆粥、莲子百合粥、荷叶粥等粥品，均能清热祛暑而开胃。苦味食物中所含的生物碱具有消暑清热、促进血液循环、舒张血管等作用，故适当吃些苦瓜、苦菜、茶水、可可等苦味食品，不仅能清心除烦、醒脑提神，且可增进食欲、健脾利胃。

三伏天里，要三注意

三伏天是一年当中气温最高，并且潮湿闷热的日子，老百姓说的"苦夏"就是这个时候。我们如何安然度过三伏天呢？

第一，夏季瓜果众多，桃子、西瓜等都大量上市，特别是西瓜，虽能解暑，但不可多食，因其性寒，脾胃虚寒的人应当少吃，日常可配些红糖姜茶食用以平衡其寒性。

第二，三伏天天气炎热，出汗甚多，所以饮食方面三分荤、七分素较为合理；此外在运动方面我们可适量做些舒缓的运动，如慢跑、太极拳、八段锦、游泳等。

第三，夏季阳气旺盛，人体阳气也达到四季中的高峰，我们可以采用一些传统中医疗法（三伏贴、拔罐、艾灸、长蛇灸）对冬季疾病进行治疗，这样不仅可以减少疾病的发病频率，还可以提高患者对疾病的抵抗能力。

高温消暑要"以热除热"

"暑"是夏天的气候特征。而说到消暑的方法，人们常以为用冰冷来消除暑热能立竿见影，如洗冷水澡、喝冷饮等，但其实这些方式不合乎中医养生的原则。中医认为，夏天气温接近人体的温度，人体散热方式以汗蒸发为主，所以用热来制热才是比较好的养生法。

夏季气温高，令人难以忍受。有的人大汗淋漓时洗个冷水澡，再狂饮冰镇啤酒或冷饮来消暑，其实这种以冷抗热的方式是不可取的。虽能解一时之急，却并非良策。而且炎热中以冷水冲凉还会引发出一些疾病来。因人体散热方式以出汗蒸发为主，所以用热来除热才是比较好的养生方法。

饮热茶：热茶能促进汗腺分泌，使大量水分通过皮肤表面的毛孔渗出体外，散发热量。热茶汤中含有的茶多酚、氨基酸等可与唾液发生反应，使口腔得以滋润，产生清凉感觉；热茶中的咖啡因能刺激肾脏，促进排泄，使热量散发和废物排出，降低体温。

洗热水澡：可以加快皮肤和肌肉的血液循环，使毛细血管扩张，有利于机体排热，促进新陈代谢，使皮肤各部分获得营养，并加快乳酸等代谢产物的清除，消除人体疲劳。水温一般控制在 30 ℃左右为宜。

热水洗脚：能使局部血管扩张，末梢神经兴奋，血液循环加快，新陈代谢增强。夏天用热水洗脚后，感到全身舒畅，暑气大消，水温以 42~45 ℃、暖和舒适为宜。

耐热锻炼：每天抽出 1 小时左右进行室外活动，可根据天气情况，选择早晨或傍晚的环境，进行散步、跑步、体操、拳术等锻炼项目，每次锻炼都要达到发汗的目的，以提高机体的散热能力。

夏季养生误区，你知道多少？

眼看天气越来越热了。每逢盛夏，有些朋友都会有一些担忧："天气太热，休息不好怎么办?""开空调会伤身体吗?""冰镇饮料会影响健康吗?"炎热的夏天,健康养生方面有哪些需要注意的地方?

有哪些误区?

夏季养生是有讲究的,有八大误区需要注意。

误区一

穿得越少越凉快

夏天经常又闷又热。有些人总喜欢光着膀子,以为这样凉快,其实未必如此。从生理角度分析,人的体温调节不仅靠皮肤蒸发,而且还靠皮肤辐射等。据测定,在气温达到 35 ℃时,体温主要靠皮肤蒸发散热。当气温继续升高时,皮肤不但不能通过辐射方式散热,还会从外界环境中吸收热量。所以,如果这时赤膊,就容易吸收热量,非但不凉快,反而会感到更加闷热。

误区二

伏案午睡精神更好

夏天中午容易困,中学生尤其如此。很多人觉得午睡时间短,随便在躺椅上或趴在桌子上眯一下就可以了。其实,伏案午睡是一种坏习惯。一般人在午睡后有暂时性的视物模糊,这是因为眼球受到压迫,引起角膜变形、弧度改变所致。如果每天都压迫眼球、造成眼压过高,长期下来会有损视力。而且一般午睡时间也不能太长,半小时足够了。医生建议:万一条件不允许,只能趴着睡,最好是用一个抱枕垫着。现在网上有专门用来睡午觉的"趴趴枕",价格不贵,大家不妨试试。

误区三

开门窗通风凉快

在夏季酷热的日子,室外气温很高,有时连外面的风都是热的,这时打开门窗会使室内外的温度一样高。所以,夏日如果室外气温很高,应在中午最高气温到来之前关上门窗,使室内气温保持较低的水平,到傍晚时再打开门窗,这样房间里会凉快些。

误区四

喝冰水、吃冰品能消"火"

很多人夏天最痛快的记忆，就是满头大汗时拿冰水猛灌。不过医生认为，冰水反而解不了身体的渴。因为身体为了让体内维持一定温度，会释放更多热能来平衡因喝冰水而降低的体温，所以喝冰水只会产生短暂的口齿凉快感及部分的心理作用，其实并不能真正地消暑。

吃冰棒和喝冰水的道理相同，都只是心理安慰作用大于真正的实际效能，所以冰品不能经常吃，否则会刺激身体产生更多热能。夏天若要补充水分，应喝温凉水，比体温低但不感觉到"冰"的水，温度是 10~20 ℃。吃冰镇的东西也要挑对时间，不要空腹吃，运动完也不要马上吃。

误区五

只吃水果能减肥

夏天有些人会以水果来代替正餐。实际上，这样只能摄取水果中仅有的营养素，不足以补充我们每天所需要的五大营养素：糖类、脂质、蛋白质、矿物质、维生素。尤其是很多中老年朋友，总担心自己的"三高"，生怕正餐吃多了会增添我们身体的负担，所以只吃水果。但实际上，水果糖分高，升糖指数也高，吃进去后血糖容易蹿升，对怕胖、有糖尿病的人而言，反而不好。

误区六

喝啤酒能解暑

很多中老年朋友都有夏天把啤酒当水喝的习惯。当啤酒刚喝进嘴里的时候，的确会有一种凉爽的感觉。但是，你如果喝一瓶以上的话，照样会使人口干咽燥、全身发热，口渴出汗现象甚至将更加厉害，不仅达不到解暑的目的，反而会降低人的思维能力和工作效率。尤其是心脑血管疾病患者，要尽量少喝酒。记住：啤酒也是酒哦！

还有很多朋友喜欢喝冰镇啤酒，这样危害更大。冰镇啤酒的温度比常温低20~30 ℃，大量饮用会使胃肠道的温度急速下降，血流量减少，从而造成生理功能失调，并影响消化功能，严重时甚至会引发痉挛性腹痛和腹泻、急性胰腺炎等危及生命的急症。

误区七

用冷水洗澡能降温

很多人认为洗冷水澡能起到迅速降温的作用。而事实上，大汗淋漓时用冷水洗澡会使全身毛孔迅速闭合，导致体内的热量不能及时散发而滞留体内，从而易引起各种疾病。正确的做法应该是洗温水浴，因为洗温水浴散热更快，而且浴后会让人感觉通体清爽。

误区八

大量出汗有益健康

夏天出汗一方面可蒸发散热，维持体温的恒定；另一方面可排出多种有害的代谢废物，如乳酸、碳酸及细菌的毒素等。但是出汗太多了反而不好，因为大量出汗会丢失许多有用物质，导致机体缺钾、钠。汗液中还含有锌、铜、碘等多种微量元素，出汗过多会导致脱水体虚。

另外，大量出汗可使血液浓缩、血黏度增高，对动脉粥样硬化者有诱发血栓和心肌梗死的危险。因此，在酷暑盛夏出汗较多时，要随时补充水分和盐分。平日三餐应多喝些菜汤，多吃些含水分多又富含维生素和钾盐的水果、蔬菜，如西瓜、黄瓜、菠菜、丝瓜等。

以上就是夏季养生的 8 个常见误区。看看你占了几条？

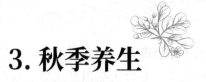

3. 秋季养生

秋季气候特点

秋季是指从立秋后到立冬前。立秋后，"秋老虎"还会继续发威，暑热仍在。待白露之后，残暑尽消，空气中的水蒸气凝结成露珠，宣告暑天的闷热已基本结束，这是秋季由闷热过渡到凉爽的转折点。气爽风凉，昼夜温差较大，夜间会感到一丝丝的凉意，明显地感觉到凉爽的秋天已经到来。

从秋分开始，"一场秋雨一场寒"，天气一天比一天变冷。这个时节，早晚温差大，要及时添衣预防感冒。饮食上应少食辛辣、多食酸甘，可降肺气。由于秋季自然界的阳气由疏泄转向收敛，人体的生理活动，也应顺应自然界阴阳的变化。夜越深寒气越重，熬夜太过，容易使寒气入侵体内，而早起可以顺应阳气的舒长，使肺气得以舒展。

起居有时

衣

由于天气逐渐转凉，昼夜温差加大，适时增减衣物，注意保暖。在换季的关口，人容易受凉、感冒或引起胃肠道不适，因此，要护住腹部及腰背部位，防寒保暖。但初秋暑热未消，添衣时可遵循"春捂秋冻"的养生原则，不宜一下子添得过多，以自身感觉不过寒为宜，可有意识地让身体冻一冻，这就是人们常说的"秋冻"。

食

秋季天气较干燥，燥邪易灼伤肺津、耗人津液，而出现口干、唇干、鼻干、咽干及大便干结、皮肤干裂等症状。因此宜多食具有养阴润肺作用的食物。其中最具代表性的是银耳，银耳具有润肺清热、养胃生津的功效。除此之外，还可多食用梨、百合、芝麻、牛奶、鸭肉、莲藕、荸荠、甘蔗等滋阴润肺的食物，同时配以适当的汤水和粥品，不但能健脾、清热、除燥，还能补养身体。至白露过后，阴气渐生，秋意渐浓，寒意渐深，当食温性食物，如龙眼肉、米酒、乌鸡等。阴气不足而阳气有余的老年人忌食大热温补之品，如狗肉、羊肉等；白领、职业经理人等平时多食油腻之人以平补为好，如山药、大枣、南瓜、竹笋、绿叶蔬菜等。

民间有句"补冬不如补霜降"谚语，即此时若能顺应自然与人体气血阴阳的变化，调神摄生，必能事半功倍。霜降乃深秋之季，应以平补为主。此时可选择以下药材进补：麦冬、玉竹、地黄、女贞子、百合、石斛、枸杞、党参、沙参、茯苓等。以养阴、润肺为主。不论食补还是药补，都应根据个人体质而定。

药膳可以选择芝麻杏仁粥，具有滋阴生津、调补肝肾的作用，具体做法如下：黑芝麻9克，甜杏仁6克，冰糖20克，大米100克；将黑芝麻小火炒香，甜杏仁、大米洗净；将大米放入锅内，加入适量清水，大火煮开后转小火煮至八成熟，加入黑芝麻、杏仁、冰糖搅匀煮熟即可。

住

俗话说，春困、秋乏、夏打盹。处暑期间，天气由热转凉，很多人都会有懒洋洋的疲劳感，也就是"秋乏"。因此，秋季每天应比夏季多睡1个小时，保证睡眠充足。早睡早起，早睡可避免秋天肃杀之气，早起则有助于肺气的舒畅。午睡也是秋季的养生之道，通过午睡可弥补夜晚睡眠不足，有利于缓解秋乏。夜间睡觉时应关窗防风，对于关节炎、慢性肺病、心脑血管病患者，更要注意添衣防寒，保护好容易受寒邪侵袭的部位，如颈项部、腹部、腰部、脚踝等。

行

秋季宜动不宜静，适当的体育锻炼，不仅可以调养肺气，还可以提高肺脏器官的功能，有利于增强各组织器官的免疫功能及身体对外界寒冷刺激的抵御能力。秋季运动量不宜过大，以防出汗过多、阳气耗损。秋季可选择爬山、健身操、散步、太极拳等运动方式进行锻炼，以排除夏季郁积在体内的湿热。预防秋燥，可到水边走走，贴近自然，保持室内空气湿度等。另外秋分后气温降低，人的肌肉、韧带在气温下降的环境中会反射性地引起血管收缩，肌肉伸展度明显降低，容易造成运动损伤。因此每次运动前一定要注意做好充分的准备。

处暑时自然界出现一片肃杀的景象，人们易触景生情而产生悲伤的情绪，不利于人体健康。因此处暑时要注意收敛神志，使神志安宁、情绪安静，切忌情绪大起大落，平时可通过听音乐、练习书法、钓鱼等方式以安神定志。那些性格内向，或原本就有抑郁倾向的朋友们多按揉、敲打膻中穴，把"气结"解开。可以双掌合十，轻轻敲打膻中穴3分钟，一天多次；或用拇指按揉膻中穴，都能起到很好地疏理气机的作用。

导引功法

肺属金、应秋，秋为肺气所主，故秋季宜练习调肺养肺的导引功法。

肺脏导引功法

1）《黄庭内景五脏六腑补泻图》"肺脏导引法"。此法包括三势。第一势：正身端坐，两手按于地上，身体前缩，脊背弯曲，向上举3次。第二势：正身端坐，用手握拳，手拳反捶脊背，左右各15次。第三势：收势。行功完毕，闭目端坐良久，然后将口中唾液分3次咽下，再叩齿3次而止。

经常修习此功法，不仅对肺脏具有保健作用，并能祛除肺脏风邪、积劳等，如肺部感染及肺结核等，可有效预防各类肺脏疾病的发生。

2）《灵剑子》"导引法"。《灵剑子》载录"补肺脏三势，秋用之。"此导引法共三势。第一势：取站式或正坐，双目垂帘，似闭非闭，舌抵腭，闭气，用双手相叠抱于头项后，旋转身体，可先顺时针旋转，再逆时针旋转，各12遍。第二势：接上势，将两手交叉，上举过头，左右用力伸拽，十指分开，再交叉合起，反复10遍。第三势：用两拳捶脚胫部，10余遍；叩齿36遍。

3）《遵生八笺》"养肺坐功法"。正坐，两手撑地，蜷缩身体，弯曲背脊，向上三举，以消除肺脏的风邪积劳。接着反过拳来捶击背脊，左右各三五次，以清除胸臆间的风毒。然后闭气为之良久，闭目咽液，三叩齿而止。

秋季要小心五大疾病

秋分后，一场秋雨一场寒，气温骤降，气候干燥，不少人易患疾病，所以秋分后大家要小心五大类疾病。

1）呼吸道疾病

秋分后天气转凉，雨后气温下降更为明显。冷空气刺激人体，因着凉而导致免疫力下降无法抵御寒邪，容易出现呼吸道疾患，如发烧、咳嗽、支气管炎等，严重者可能发展为肺炎。

2）胃肠道疾病

胃肠道对寒冷的刺激非常敏感。秋分以后，天气变冷，如果防护不当，就会引发胃肠道疾病出现腹胀、腹泻、腹痛等症状，或使原来的胃病加重。

3）心脑血管疾病

早晚温差越来越大。对于不稳定型心绞痛甚至心肌梗死等心脑血管急性事件来说，太冷太热都是诱发因素。因此，在秋分之后，心脑血管疾病患者更要特别注意。

4）过敏性鼻炎

秋季风大，花粉、尘埃都弥散在空气中，易引起过敏。另外，秋季温度、湿度适宜螨虫的繁殖，易引起过敏。

5）抑郁烦躁

秋分开始阳光照射减少，人体的生物钟不适应日照时间短的变化，导致生理节律紊乱和内分泌失调，因而很容易出现情绪与精神状态的不稳定。"伤春悲秋"也就是这个道理。

那么秋分之后如何养生呢？

1）早睡早起，起居有常

秋季，自然界的阳气由疏泄趋向收敛，人体的生理活动也应顺应自然界阴阳的变化，宜早睡早起。早睡顺应阴精的收藏，以养"收"气。早起则顺应阳气的舒长，使肺气得以舒展。夜愈深，寒气愈重，愈易入侵体内，不仅会给以后腰腿疼痛埋下隐患，还会导致咳嗽等疾病。

2）保暖胃部，防止寒凉

注意胃部的保暖，适时增添衣服，夜晚睡觉盖好被子。此外，还要注意忌口，不吃过冷、过热、过硬、过辣、过黏的食物，戒烟戒酒，忌暴饮暴食。

3）饮食温润，宜食辛酸

秋分的"燥"是凉燥，"燥令伤肺"，因此，在饮食方面要注意多吃一些清润、温润的食物，如芝麻、核桃、糯米等。还可适当多吃些辛酸味、甘润或具有降肺气功效的果蔬，特别是白萝卜、胡萝卜。但也不可吃得太饱太撑，以免造成肠胃积滞。

晚秋寒冷宜防寒

秋季寒露节气的到来是凉爽向寒冷的转折，气温将持续下降，"九月节，露气寒冷，将凝结也"，我们可以从以下几方面进行调节。

（1）足部防寒

到了寒露时节，我国东北和西北地区已进入或即将进入冬季。天气由凉转冷，入夜更是寒气袭人。此时要特别注重脚部的保暖，应穿上保暖性能较好的鞋袜，切勿赤脚，以防"寒从足生"。

生活中我们可以体会到，脚若受寒，就容易感冒，而且人体正气减弱，容易反复生病。我们可以用一些小方法预防足部寒邪的侵袭。

1）用温水浸泡双足至微微汗出，也可以将艾叶煮水泡脚，既可预防感冒又可健身、鼓舞正气。糖尿病患者应注意水温不能过高，以防烫伤。

2）睡前双手互搓两足心，各搓五百下，使足底发热，既能引火下行又可通畅足部气血，一举两得。

3）艾灸涌泉穴，涌泉为肾经井穴，肾主水，艾灸涌泉可以温升肾阳，使肾水上达于肺，这样可以金水互生。

（2）吃白色食物

寒露时节，秋金敛降。此时养生，当养阳气的敛降。白色通于秋，故此时可常吃些白色的食物，比如莲藕，养血凉血；山药，能入脾肺，培土生金；莲子，善清心火，使肺安和；白萝卜，能降肺气，使阳气归根；梨，润肺生津；百合，养神补肺；银耳，养肺补虚；等等。

此时暑气已退，西瓜、苦瓜等寒凉性的食物当少吃，以免寒气入腹，更伤中阳。

（3）运动适度

寒露过后天气转凉，是心脑血管疾病、呼吸系统疾病的高发期，长期坚持适宜的运动，有助于强身健体、提高机体抗病能力。此时宜伸展类运动，晨练时间宜推迟，运动量与运动强度应适当降低，避免出汗过多、伤阴损阳。可以做一些太极拳、八段锦等比较柔缓的运动。

寒露脚不露，手脚冰凉是病吗？

常言道"白露身不露，寒露脚不露"，有的人一到这个季节就开始手脚冰凉，即便把自己裹得严严实实的，还是手脚冰凉，被窝也暖不热，这是病么？

经常手脚冰凉的人，多见于气血两虚及阳气虚，这与个人体质相关，这类人群常伴有乏力、犯困、易感冒、胃肠较弱等，有习惯久坐、运动量少等情况，多见于学生、办公室职员、不喜动的老年人、产后病的妇女等人群。

经常出现手脚冰凉该怎么办呢？

1）沐足

上述手脚冰凉的人群在寒露节气以后，更应注意保暖，以免寒从足底生。可以选择在家用温水泡脚，或选用中医科自制的温经散寒沐足方，用温阳散寒的中药有针对性地泡脚，且水温恒定在 38~42 ℃，以防烫伤。对于中老年来讲，还可改善血液循环，防治脑血栓形成、心肌梗死等疾病。

2）中药贴敷

对于寒露季节后出现手脚凉、关节疼痛、胃脘不舒等的患者，可选中药穴位局部贴敷。根据个体情况，可以将特定的中药贴敷于大椎、膻中、中脘、关元、命门等穴位，起到温阳散寒、活血通络的作用，同时配合呼吸导引功法，促进气血的运行。

今天你"贴秋膘"了吗？

什么是"贴秋膘"？

"贴秋膘"是一北方习俗。因为夏天十分炎热，大家的胃口都不好，体重也会相应下降几斤，所以我们称夏天为"苦夏"。而秋天秋高气爽，大家胃口大开，这时就是人体最好的进补时期。所以，到了立秋这天，要吃点好的补回来，家家都开始吃肉。即通过吃炖肉等荤食的办法把夏天身上掉的"膘"重新补回，此举就称为"贴秋膘"。"贴秋膘"的另外一个原因是立秋之后天气转凉，为了应对冬季寒冷，人体应多储备脂肪，保暖御寒。

现代人用不用"贴秋膘"？

现代人呢，是不缺美食的，夏天各种新鲜的水果及夜市中的小龙虾、烧烤、麻辣烫、啤酒等轮番轰炸我们的舌尖，这时我们的体重不仅没有瘦反而胖了。现代大多数人基本属于能量过剩状态，所以不仅不需要"贴秋膘"，平时更应该注意均衡饮食。

哪些人需要"贴秋膘"？

体重过轻的人：这类人群通常会伴随着体质差、免疫力差，患各种疾病的风险也会随之增加。适当"贴秋膘"，可以增强体质，提高免疫力。

体质较差的人：对于本身体质就比较差的人来说，炎热的夏天对他们的损耗比普通人更大。此时进补，可以让他们以更健康的状态迎接冬天。

老年人：老年人是非常特殊的群体，这类人在夏天过度消耗的能量，如果在秋天不能补充回来，冬天就会变得免疫力差、易生病。

正确"贴秋膘"

现在"贴秋膘"应该提高到新的层次，那就是讲究营养均衡。根据自身的体质选择适合自己的饮食方案，合理补充人体所需的蛋白质、维生素等各种营养素，控制脂肪、盐、糖的摄入量，以此增强机体的抵抗力。所以"秋补"时，除了适当补充一些鸡、牛、羊肉类食物，奶制品、豆类及新鲜蔬菜、水果也要多吃，更全面地补充人体所需的各种维生素和矿物质，保持体内酸碱平衡，再配合体力运动，才是健康正确的"贴秋膘"哦。

秋天养肺，如何养？

中医认为"春季养肝，夏季养心，秋季养肺，冬季养肾"。肺是人体最娇嫩的脏器，立秋之后，天气会逐渐变得干燥。

如果因秋燥而伤肺，到冬季就容易感染许多肺部疾病。秋天是养肺润肺的最佳时机，只有养好肺，到了冬天才能肺气充足少生病。

秋季怎样养肺？

1）秋季养肺，顺应自然精气内聚

"燥"是秋的主气，以其天气不断肃杀、空气中缺乏水分的濡润，以致出现秋凉而干燥的气候。这时，人体的皮肤黏膜水分蒸发较快，秋季养生要顺应自然界敛藏之势，收藏阴气，使精气内聚，以滋养五脏，应防止劳伤太过，以免阴气外泄，因为过度劳伤使人出汗过多，致使津气耗散。

根据五行学说，五脏中的肺，对应自然界的秋季，肺主皮毛、开窍于鼻。故外感燥邪多从肌肤、口鼻而入，其病常从肺开始。阴虚内燥多由机体阴精亏虚导致。

2）秋燥易致咳嗽，防治久咳伤肺

燥易伤肺，容易发生咳嗽或干咳无痰、口舌干燥等症。肺津伤则见口干、舌燥、咽痛、目涩、鼻出血、干咳少痰、皮肤粗糙、大便干结等症状。

咳嗽是一个症状，常因于外感寒、热、燥邪。但《黄帝内经》中提到"五脏六腑皆令人咳，非独肺也"，说明内脏原因也可导致咳嗽，其中尤以肺、脾、肾三脏的关系最为密切，原因虽多，都不离肺。

短时间的外感咳嗽，不一定伤肺，但久咳必伤及肺部。因此，秋令时节应注意滋养肺脏，防止秋燥伤肺，使肺气清、呼吸平和，把握好养收之道。

3）最佳养肺时间：早7—9点

一天中养肺的最佳时间是早7—9点，这时肺脏功能最强，最好此时进行慢跑等有氧运动，能强健肺功能。而肺脏功能最弱的时间是晚21—23点，晚饭后口中含一片梨，到睡前刷牙时吐掉，可以滋润肺脏。

4）最简单养肺法：一杯热水

倒上一杯热气腾腾的水，直接对着吸入水蒸气，每次10分钟左右，早晚各1次，可以滋润肺脏。平时要多注意喝温水，由于气候干燥，所以要比其他季节多喝500毫升左右的水，避免因干燥的空气而出现种种不适感，保持肺脏与呼吸道的正常湿润度。

5）最舒服养肺法：按迎香穴、叩肺俞、按揉膏肓穴

按迎香穴：将两手拇指外侧相互摩擦，有热感后，用拇指外侧沿鼻梁、鼻翼两

侧上下按摩 60 次左右，然后按摩鼻翼两侧的迎香穴 20 次，每天早晚各做 1~2 组。

叩肺俞：每晚临睡前端坐在椅子上，两膝自然分开，双手放在大腿上，头正目闭，全身放松。吸气于胸中，两手握成空心拳，轻叩背部肺俞穴（位置在背后第三胸椎棘突下，左右旁开两指宽处）数十下，同时用手掌在背部两侧由下至上轻拍，持续约 10 分钟。这种方法可以舒畅胸中之气，有健肺养肺之功效，并有助于体内痰浊的排出，且可疏通脊背经脉，预防感冒。

按揉膏肓穴：将两手拇指按揉双侧膏肓穴（背后第四胸椎棘突下，旁开 3 寸）1~3 分钟，这种方法可以治疗肺痨、咳嗽、气喘等肺之虚损证，还具有治疗肩胛痛、健忘、盗汗、遗精等作用。

6）最有效养肺法：主动咳嗽

随着空气污染越来越严重，许多大都市的空气指数令人担忧，大量地吸入这样的空气，容易引起感染，平时应多注意开窗通风。每天早晨起床后，不妨选择空气清新处，主动咳嗽几声，这样可以清除呼吸道及肺部的污染物，减少肺部损害。

7）最轻松养肺法：开口大笑

养肺的方法多种多样，"笑"可能是最"便宜"且有效的一种。中医有"常笑宣肺"一说。而现代医学研究证明，笑对机体来说的确是一种最好的"运动"，尤其是对呼吸系统来说，大笑能使肺扩张，人在笑中还会不自觉地进行深呼吸、清理呼吸道，使呼吸更通畅。

另外，人在开怀大笑时，可使更多的氧气进入身体，随着流畅的血液行遍全身，让身体的每个细胞都能获得充足的氧气。

8）最享受养肺法：吃些润肺的食物

芝麻、蜂蜜、梨、莲子、银耳等食物都有养阴生津的功效，平时可以多喝些冰糖银耳汤、冰糖雪梨、百合莲子汤、山药莲子汤、芡实山药羹等，来帮助养阴润肺，相信很多人用这种方法养肺都是非常享受的，既能解馋，又可养生。

9）最神奇养肺法：多练"丝"字功

古代养生功法六字诀，是通过人在呼气时发出"嘘、呵、呼、丝、吹、嘻"六个字的音，配合吸气，达到养生效果。常练六字诀里的"丝"字功，有助于养肺气。

练"丝"字功，先双脚分开站立，双膝微曲，周身放松。呼吸调顺后，缩身屈背，上身尽量俯下，同时吸气。呼气时，发出"丝"字音，双唇微向后收，上下齿相对，舌尖微出，由齿缝向外发音。呼气尽时，即闭口用鼻呼吸。休息片刻，自然呼吸1次，再念"丝"字，口型及两臂之动作如上，连续6次，再调整呼吸。应长期坚持。

中老人如果经常练习"丝"字功，可以治疗痰多、口干、咽痛等症状，对于肺病咳嗽、喘息等也有一定的疗效。

如何顺利度过"多事之秋"？要注意这三点

秋季，有人因秋高气爽而开怀，也有人因落叶飘零而悲伤。对人体来说，秋季一直都是感冒和一些"老毛病"的高发季节，尤其是在这个气温交替的季节，天气逐渐转凉，人体更容易受到病邪的侵袭，所以想要顺利地度过这"多事之秋"，在饮食起居等方面需要格外的注意。

由于气候开始逐渐由热转寒，外在的阳气渐收、阴气渐长，秋季因此也是阳盛转变为阴盛的关键时期，人体的营养代谢也开始向"阳消阴长"过渡，因此秋季养生，是很多人所关注的话题。那么该如何正确地调养健康，维持体内的阴阳平衡呢？中医告诉你，这3件事情要少做。

1）贪凉

进入秋季之后，天气也开始变得凉爽，尤其是昼夜的温差变化较大，因此也是一些脾胃病的高发季节，特别是本身就有溃疡的患者，更容易受到这早晚气温差异的影响，所以秋季也是调养脾胃的重要时节，要格外注意胃部的保暖，适当地添加衣物，盖好被褥，防止腹部受凉引发胃痛或加重旧疾。

虽然早晚的温差较大，但白天的时候也偶尔会出现温度较高的现象，因此在饮食上，需要格外地注意，不宜多吃寒凉食物或生冷不洁的瓜果，在民间有句谚语叫作"秋瓜坏肚"，意思就是在秋天气候偏凉的时候，吃过多的瓜类很容易造成腹泻、便溏等胃肠型病症，因此在入秋之后，应当谨慎食用瓜类水果，特别是脾胃虚寒的患者，更需要谨慎，以免寒凉入体，加重脾胃的不适，而且患有消化性病症的患者，在秋季也一般讲究少吃多餐，多吃一些熟软开胃、容易消化的食物，尽量减少油腻食物的摄入。

除此之外，秋季由于温度的适宜，是很多人外出运动的最佳时期。根据"春捂秋冻"的原则，不要刚见冷就穿着太多，但也不可过于贪凉，要根据外界的环境变化，适当地添加衣物。在锻炼的时候，也要等到身体发热之后，根据情况脱下过多的衣物，切忌穿着汗湿的衣衫在冷风中逗留，以免寒邪侵袭，伤及脏腑。

2）过燥

秋季最明显的特征就是"燥气"，气候日渐干燥，会让我们的皮肤、口角出现干裂，甚至严重者还会出现便秘、咽喉干燥的症状，这就是中医所说的"秋燥症"。由于燥邪的影响，对于本身就有哮喘或呼吸不畅的患者而言，在这一时节，这些症状往往会加重，因此在秋季，特别需要注意养阴润肺。

在中医里面，有很多的药材具有滋阴润肺的效果，比如麦冬、沙参、西洋参等，西洋参性苦偏凉，归入肺经，能够补肺气、养肺阴、清肺火，比较适合火热耗伤肺脏气阴所导致的短气喘促、咳嗽痰少等病症。

不过现在很多人会觉得药补不如食补，其实在日常生活中，吃一些生梨、柚子等水果，也能起到很好的润燥功效，或者是一些熬制的饮品，比如百合莲子粥、冰糖雪梨等，同样可以起到滋阴润肺、化痰止咳的效果。

3）乱补

秋季是进补的季节，但是进补都是有节制的，并非"乱补"，需要注意不要"无虚进补"和"无病进补"，更不要没有弄清病因就"滥补"和"乱补"。中医的治疗原则在于"虚则补之"，如果本身并没有出现虚证，就要谨慎使用补药，而且虚证在中医里面还分为了气虚、血虚、阳虚、阴虚等，只有对症用药才能起到有效的治疗效果，否则会适得其反，而且进补的时候最忌讳的就是多多益善，因为任何补药使用过量都会对身体造成一定的损害。

很多人会觉得进补时，食材越贵越好，其实并不是，进补的关键在"精"不在"贵"，凡是食疗都有一定的对象和适应的病症，要根据需要来选择。有时候生活中常见的、便宜的东西，反而效果并没有想象的那么差。切勿用贵贱来区分食材的功效，尤其是老年人或体质虚弱的人，实用且价格低廉的食材，更容易起到意想不到的作用。

秋季是养生的关键时期，想要调养好自己的身体，让自己能够顺利地度过天气的凉意，抵御疾病的侵袭，少做这3件事，对身体的调养有着事半功倍的效果。

4. 冬季养生

冬季气候特点

冬季，从立冬开始至立春结束。冬季是万物收藏的季节，阴寒盛极，人及动物减少外出活动，植物叶落归根。因此，冬季应以养藏为先，敛阳护阴，闭藏阳气，冬令进补这段时间最为适宜。冬季气候寒冷，寒气凝滞收引，易导致人体气机、血运不畅，而使许多旧病复发或加重。特别是那些严重威胁生命的疾病，如中风、脑出血、心肌梗死等，不仅发病率明显增高，死亡率亦急剧上升。所以冬季要注意防寒。冬季，人体阳气收藏，气血趋向于里，皮肤致密，水湿不易从体表外泄，而经肾、膀胱的气化，少部分变为津液散布周身，大部分化为水，下注膀胱成为尿液，无形中就加重了肾脏的负担，易导致肾炎、遗尿、尿失禁、水肿等疾病。

起居有时

衣

冬季衣着应尽可能地选用纯棉类的衣服。如要外出，就要穿上保暖的衣服和鞋袜。尤其注意头、背、脚三个部位的防寒保暖。"头为诸阳之会"，头部暴露受寒冷刺激，血管收缩，头部肌肉紧张，易引起头痛、感冒等。故外出时注意戴帽子。冬季洗完头发后要立即用电吹风吹干，以免着凉。背部是阳中之阳，《养生四要·慎动》中提到"背者五脏之附也，背欲常暖，暖则肺脏不伤"。风寒等邪气可通过侵入背部的经络、穴位而影响局部肌肉或传入内脏，危害健康。除了引起腰酸背痛外，背部受凉还可通过颈椎、腰椎影响上下肢肌肉及关节、内脏，促发机体不适。因此我们在平日要注重背部的保暖工作。"诸病从寒起，寒从足下生。"一旦脚部受寒，可反射性地引起上呼吸道黏膜内的毛细血管收缩，纤毛摆动减慢，抵抗力下降。经常保持双足的适当温度可以预防疾病从脚底入侵。

食

入冬后的饮食可以适当厚重，食材以滋阴为主。以食用一些滋阴潜阳、热量较高的膳食为宜，同时也要多吃新鲜蔬菜以避免维生素的缺乏，如牛羊肉、山药、萝卜、冬瓜、乌鸡、鲫鱼等。如果平时气血不足，一到冬天就手脚冰凉，推荐当归生姜羊肉汤，此方是药食同源的冬季进补佳品，既可补阳气，也可补气血，适当放些山药，平补肝、脾、肾。

这个节气里，室内暖气都开始供暖。外面寒冷，人们穿得严实，体内的热气散发不出去就容易生"内火"，也就是人们常说的容易上火。虽然寒冷的日子里，人们喜欢吃热乎乎的食物。但是告诫大家，过于麻辣的食物最好不要吃，因为这会助长体内的"内火"。饮食宜清淡。

忌寒凉。寒凉伤脾胃，脾胃一伤，根基就动，整个脏腑及气血生化无源。因此冬至时节，宜多吃补益身体的食物，羊肉、莲子、山药、大枣、银耳等都是不错的选择。更要及时添加衣物，注意手脚的保暖，室内也要经常通风换气，减少和抑制病菌、病毒繁殖。精神上宜静心少虑，保持畅达乐观，少为琐事劳神。

住

冬季气温与人体温度相差很大，因此不舒适感较其他季节更加显著。室内温度一般保持 16~20 ℃较适合，室内湿度一般以 30%~70% 为宜。冬季依然应保持勤开窗的习惯，保持空气流通，避免有害病菌在室内的停留。可于每日上午 10 点到下午 2 点间开窗通风 2 小时。冬日阳气肃杀，夜间尤甚，古人主张人们要"早卧迟起"。早睡以养阳气，迟起以固阴精。这样有益于阳气潜藏，阴津蓄积。注意睡觉时不要贪暖而蒙头睡，人在这样的环境中睡觉，就会感到胸闷、恶心或从睡梦中惊醒、出虚汗，第二天会感到疲劳。

行

俗话说"冬天动一动，少闹一场病；冬天懒一懒，多喝药一碗。""夏练三伏，冬练三九。"这些都说明，冬季坚持体育锻炼，非常有益于身体健康。"动则生阳"，运动可以改善体质，促进人体的新陈代谢，排出体内废物。但是冬季运动时也有很多需要注意的事项。运动前不要忘记做准备活动。因为在寒冷条件下，人体的肌肉僵硬，关节的灵活性差，易发生肌肉拉伤或关节挫伤。运动强度要安排得当，特别是跑步的速度要由慢到快地逐渐增加，运动量的大小要因人而异，循序渐进。注意用鼻子呼吸，经鼻子过滤后的冷空气，既清洁、湿润，又不过冷，这样对呼吸系统能起到良好的保护作用。

"使志若伏若匿"，冬季不宜大怒，情绪过于激动，易引起血压升高。宜顺应自然，安静情绪，寡欲少求，潜藏情志，这样可以使得神气内收，精神内敛，保养身心。

导引功法

肾属水、应冬，冬为肾气所主，故冬季宜练习调肾养肾的导引功法。

肾脏导引功法

1)《黄庭内景五脏六腑补泻图》"肾脏导引法"。此法包括三势。第一势：正身端坐，两手掌伸直高举，然后左右侧弯腰，伸引左右两胁，各15次。第二势：正身端坐，用两手抱左膝，挽肘使膝上举，左右膝互换，同时向左向右扭身，各15次。第三势：收势。正身站立，两脚与肩同宽，两手叉腰，左脚前后用力踏地，左右脚互换，不限数。

经常修习此功法，对于肾脏具有保健作用，并能祛除腰肾及膀胱间风邪积聚等，可有效预防各类肾脏及泌尿系统疾病的发生。

2)《灵剑子》"导引法"《灵剑子》载录"补肾脏三势，冬用之。"此导引法共三势。第一势：取坐姿或仰卧位，双目垂帘，似闭非闭，舌抵腭，闭气，将两手交叉，用一只脚蹬手掌上，反复伸屈多次后，可换另一足重复前面动作。第二势：取坐姿，用双手扳脚趾，并不住搓捏，若干次。坚持锻炼效果更佳。第三势：取坐姿，用一手抚住膝部，一手抱头，前后俯仰，左右旋转，若干次。

3)《遵生八笺》"养肾坐功法"。正坐，两手从耳朵左右牵引胁肋三五次，可挽臂向空中抛射，左右相同，扭动身体三五次；然后两脚前后摆动，左右各十几次；接着稍稍闭气，闭目，三咽液，三叩齿而止。此功的作用是去掉腰、肾、膀胱间的风邪积聚。

冬季晨练如何"练"？

《黄帝内经·素问·四气调神大论》记载："冬三月，此谓闭藏，水冰地坼，无忧乎阳，早卧晚起，必待日光，使志若伏若匿，若有私意，若已有得，去寒就温，无泄皮肤，使气亟夺，此冬气之应，养藏之道也。逆之则伤肾，春为痿厥，奉生者少。"此段经文的意思，就是采取顺应自然环境的冬季养生方法，并且告诫人们，如果逆之则会产生疾病。

随着全民健身纲要的积极推广，越来越多的人投入到体育锻炼的行列中，尤其是在寒冷的冬季清晨，参加健身操、太极拳、长跑等运动项目。这样的晨练，却与内经"必先岁气，无伐天和"的冬季养生之理背道而驰，也悖于现代医学的生理健康要求，对身体将会造成一定的伤害。下面就现代医学的观点对冬季晨练提出两点看法。

1）冬季清晨室外环境不适于体育锻炼

第一，冬季清晨室外温度多为 0 ℃以下，清晨 5 点为"晨寒期"，温度最低，而室内温度往往在 10 ℃以上（北方城市室内供暖，室内温度会更高），人体从温暖的室内走到寒冷的室外晨练，很容易导致感冒或诱发呼吸道疾病。第二，由于夜间没有日光照射，植物只进行吸氧呼碳，因此，清晨日出前空气中氧气含量最低，而二氧化碳含量较高。第三，冬季清晨空气质量较差，气压低，空气中的可吸入颗粒物、粉尘等经过一夜的沉降，常悬浮于地面 2 米内；再加上清晨汽车尾气的排放，一氧化碳污染。第四，冬季清晨容易出现雾气，雾滴里面的尘埃、细菌、病原微生物、胺等比正常大气水滴高几十倍。鉴于以上种种原因，冬季清晨锻炼不利于身体健康。

2）清晨人体各项生理功能处于低谷阶段，不宜锻炼

人体经过一夜的休息，身体各器官处于相对平衡状态，冬季清晨人体血液黏度稠、体内激素水平比较高，寒冷的清晨进行体育锻炼，容易影响血管收缩，血流阻力加大就会导致血压升高及心脑血管等疾病的发生。另外，清晨全身协调性能差，冬日清晨户外光线较弱，有时下雪路面湿滑，遇到紧急情况身体反应慢，容

易导致摔伤、骨折等意外的发生。所以，冬季清晨体育锻炼不利于身体健康。

综上所述，冬季清晨进行体育锻炼，只有顺应春生、夏长、秋收、冬藏的消长规律，才能收到良好的锻炼效果。因此，冬季锻炼要顺应自然规律，合乎"早卧晚起，必待日光"的养生观点，冬季锻炼的时间，选择日出之后较为适宜。另外，不同的人群亦应选择适宜的运动项目，如青年人应选择健身操、有氧舞蹈等运动项目；中老年人应选择快走、慢跑、太极拳等运动项目。冬季锻炼应坚持循序渐进、持之以恒的锻炼原则，并合理安排运动量。选择合适的运动地点，尽量选择视野开阔、软硬适中、平整的运动场地。

冬季保健"灭"四火

冬季气候干燥，很多人都会出现口干舌燥、脱皮、便秘等症状。中医认为，这主要是由于人体"内火"所致。正确认识冬天里的"内火"，找出原因并对应调理，可有助降"火"。

冻出来的"寒包火"

有的人感觉自己上火了，就想靠少穿衣服的方法来祛火，这种做法是不对的。上火需要在体内疏散、清解，如果靠外面的寒气来祛火，不但达不到目的，反而容易形成另一个病症，即"寒包火"。寒气都有凝闭的性质，让寒气从外部包围人体，体内的火气就很难再散发出去。"寒包火"一般有两种表现形式，一种是以感冒的形式表现出来，这是急性的，可能出现发热怕冷、咽喉肿痛等症状；还有一种是以慢性的形式表现出来，即身体老感觉怕冷、手脚凉，同时又经常口舌生疮、口干口苦、脸上起痘等。

解决"寒包火"首先需要散外寒，在散寒的基础上来清热。日常生活中推荐萝卜配生姜煮食，生姜去外寒、萝卜清里热，搭配服用可缓解症状。

烘出来的"燥火"

冬季干燥而低温，空气中的水分比较少。通常北方冬天室内用暖气，南方用空调，还有些人会使用电褥子、电暖气等来取暖，这些方式都可能把室内少量的水分烘干，加重干燥程度。人长期在这种环境中生活，就会出现"燥火"的表现，比如嘴唇干裂、咽喉干燥、口渴欲饮等，严重时还会有干咳，这预示"燥火"已经伤到了肺。

如何降"燥火"？

首先要注意室内取暖设备的温度不能调得太高，并配合使用加湿器。严重者需要喝点养阴生津、清热的中药，如麦冬、竹叶、石膏、芦根、沙参等，各取 10 克混合代茶饮即可。

吃出来的"湿火"

冬天可以适当吃点火锅来御寒，但吃得太过频繁却对身体不利。因为火锅基本以温热的肉类（牛羊肉等）为主，肥甘厚味摄入过多时，脾胃的运化功能便显得薄弱，不能运化就会生湿热，即"湿火"。可表现为口黏口苦、胃脘胀满、食欲不佳、大便不畅等。湿热者应注意饮食清淡，可以多吃些芹菜、莲藕等，或取适量赤小豆、薏苡仁煮粥喝。还可服用一些中草药，如藿香、佩兰各 10 克泡茶饮。

忙出来的"心火"

一到年底，工作太忙、压力一大，人就会着急，这样会生出肝火。表现为心烦急躁、口干口苦、头晕、面红目赤等。肝火还会进一步发展为"心火"，出现心悸、失眠、多梦等症。

遇到这种情况时，首先要调整好心态，以平和、积极的心情对待工作。另外可选择舒缓的太极拳等疏泄"心火"，也可以用菊花、金银花、竹叶、栀子等 3~5 克代茶饮。

冬季养生"八宜"

一宜早眠

冬季，自然界的阳气渐趋收敛、闭藏，天寒地冻，夜间气温下降尤甚。此时起居作息要注意保养内守之阴气，强调睡眠养生正当其时。早卧晚起是冬季睡眠养生的要领，古人认为早睡可以养阳气，迟起能够固阴精。

二宜食粥

冬季饮食忌黏硬生冷。营养专家提倡晨起服热粥、晚餐宜节食，以养胃气。特别是羊肉粥、糯米大枣百合粥、八宝粥、小米牛奶冰糖粥等最适宜。

三宜防病

冬季气候变化大，容易诱使慢性病复发或加重，寒冷刺激还会使血压升高，引发心肌梗死或中风，也会使溃疡病、风湿病、青光眼等病症状加剧。因此，冬季应注意预防旧病复发，特别是预防大风降温天气对机体的不良刺激，备好急救药品。同时还应重视耐寒锻炼，提高机体御寒及抗病能力，预防呼吸道疾病的发生。

四宜补水

不少人认为冬日天气寒冷，人体排汗排尿减少，不需要补水。这是一个误区。其实冬季寒冷，风沙大，气候干燥，加之烤火取暖，体液丢失较多，而大脑与身体各器官的细胞仍需水分滋养，以保证正常的新陈代谢，因此冬季同样需要补水。一般每日补水仍不应少于 2000 毫升。

五宜调心

冬天由于日照时间缩短、户外活动减少，容易诱发"冬季抑郁症"，使人的身心处于低落状态。冬季应该注意心理调节，避免忧郁、焦虑、紧张等不良因素的刺激，经常保持情绪乐观、精神愉快，冬天改变情绪的最佳方法就是运动，尤其是户外活动，是消除冬季烦闷、保养精神的"良药"。

六宜通风

冬季门窗紧闭，室内空气污染程度比室外严重数十倍。应注意每天开门窗通风换气，或在室内放一台负离子发生器，以清洁空气、健脑提神。

七宜保暖

临床资料显示，当寒潮或强冷空气袭来之时，中风的发病率会明显增高，也是心血管疾病的高发之时。严寒还是伤风感冒、支气管炎、冠心病（冠状动脉粥样硬化性心脏病）、肺气肿、哮喘的重要诱因。因此，冬季要做好防寒保暖，尤其是老年人要及时增添衣物，每天坚持用温热水洗脚，避免着凉受寒。

八宜多动

每天坚持运动锻炼，不仅可以增强体质，而且可以愉悦我们的心情、消除不良情绪，于防病保健大有裨益。建议根据个人的具体情况选择不同的锻炼项目。如郊游登山就是一项适宜冬秋的锻炼项目，不仅增强人体的呼吸和血液循环功能，也使得人的肺活量及心脏的收缩力增大。慢跑、跳舞、滑冰、打球等有氧运动也是不错的选择。运动量不宜太大也不宜太剧烈，锻炼时觉得自己的身体有些发热、微微出汗，锻炼后感到轻松舒适，这样的效果就好。

冬季泡脚，加点中药更养生

中医素有"寒头暖足"的养生之说，说明"暖足"对于冬季养生来说比较重要，而坚持每天泡脚是非常不错的选择，如果在泡脚时加入点中草药，养生防病效果会更好。

加点生姜

生姜有祛寒解表的作用，可改善局部血液循环和新陈代谢，怕冷、容易手脚冰凉的人可以用生姜泡脚。方法：取15~30克生姜，拍扁，放入锅中，加入小半锅水，煮10分钟左右。煮好后，将全部姜水倒出，加入适量冷水至40℃左右（以不感觉到烫为宜）。泡脚时水要没过踝部，最好边泡边搓双脚。

加点艾草

艾草具有温肺、逐湿寒的作用，用艾草泡脚还能改善肺功能，对于患有慢性支气管炎和容易咳白痰的人很有好处。一般取30~50克干艾草煮水泡脚，方法与前面（生姜）相同。用艾草泡脚，每周2~3次即可，不宜过于频繁，发热和患有低血压、糖尿病的人，要在医师指导下使用。

加点红花

红花具有活血通经、祛瘀止痛的作用，对冬季容易发生冻疮和皮肤皲裂的人有很好的预防作用。方法：取红花10~15克（约一小撮），煮法同前，煮后加适量冷水至40℃左右（以不感觉到烫为宜）。

腊八粥如何选？

"小孩小孩你别馋，过了腊八就是年"，当这首熟悉的歌谣响起时，我们都知道，又是一年腊月初八了。

岁终之月称"腊"的含义有二：一曰"腊者，接也"，寓有新旧交替的意思；二曰"腊者，同猎"，指田猎获取禽兽好祭祖、祭神，"腊"从"肉"旁，就是用肉"冬祭"。

不同地区腊八粥的用料虽有不同，但基本上都包括谷类、豆类、干果类。一碗腊八粥少则五六种配料，多则十几二十几种配料。那我们到底该怎样喝腊八粥呢？不同体质、不同年龄的人选用的食材有不同讲究。

上班族及老年人的腊八粥里不可缺少莲子、花生、核桃仁和大枣。莲子有养心安神的功效，经常食用可清心宁神、助眠安神；花生被誉为"长生果"，具有扶正补虚、补脾和胃的功效；核桃仁具有温补肺肾、定喘润肠的功效，食之可乌发养颜、润肤防衰；大枣被誉为"百果之王"，具有补中益气、养血安神的功效，素有"日食三枣，长生不老"之说，适用于心脾两亏、气血不足、食欲不振的亚健康人群。

准妈妈在怀孕早期一般都有妊娠反应，吃容易消化的食物可减少呕吐，香糯软烂的腊八粥是不错的选择。粥里可以多加一些含钙丰富的糙米、花生仁、大豆、黑豆、青豆、大枣。

家里若有糖尿病患者，熬腊八粥时要少放或不放含糖多的大枣、葡萄干、桂圆，淀粉含量高的大米和糯米也尽量不放。代之以荞麦米、燕麦米、薏苡仁、大麦米、红豆、黑豆、小米、紫米、莲子、杏仁等。

高脂血症和脂肪肝患者做腊八粥时应尽量少放花生。可以多放燕麦、枸杞、黄豆等。

脾胃虚弱、消化不良者，腊八粥里可以放入切成小块的山药。中医认为，山药具有补脾养胃、补肺益肾的功效，对肺虚咳喘、脾虚久泻、糖尿病、遗精、带下症等都有很好的疗效。而且山药补而不滞，男女老少均宜。

冬季进补怎么"补"？

冬令进补，其潜台词就是冬天是一年四季中保养、积蓄的最佳时机。在我们传统饮食习俗中，有一个特殊意义的词语叫"补冬"。那冬季如何滋补五脏呢？

皮肤光泽要润肺

中医认为"肺主皮毛"，皮肤的好坏被认为与肺脏的状况息息相关。肺功能正常时，可使皮肤滋润；肺燥时，皮肤则干燥。入冬后，肺易被干燥气候所伤，所以，在消化功能尚可的情况下，宜吃些养阴润肺的水果及食物，如梨、百合、银耳、荸荠、莲藕、白萝卜等。

养发需滋阴补肾

中医认为"发为血之余""肾主骨，其华在发"。头发的好坏与气血、脏腑功能密切相关。头发的生长与脱落过程反映了肾中精气的盛衰。肾气盛的人头发茂密有光泽，肾气不足的人头发易脱落、干枯、变白。宜吃些益肾、养血、生发的食物，如芝麻、核桃仁、黑豆、桑椹等，对防治脱发大有裨益。

美容要养血养心

面色的好坏与中医所说的心有密切关系。因为心主血脉，人心气旺盛，气血和津液充盈，脏腑功能正常，面色则会红润而有光泽。若心气不足，心血亏虚，则面色苍白；若心血闭阻，血流不畅，则面色青紫；若心火过盛，面红的同时，还会出现舌尖发红或舌头糜烂等。宜多吃小米、大米、芹菜、油菜、菠菜、黄豆、菜花、瘦猪肉、牛肉等。

美目流盼需养肝

中医认为"肝开窍于目"，眼睛的好坏，依赖于肝的藏血功能。肝脏功能正常，双眼就有神；若肝气不舒，肝血不足，则眼睛干涩、视力减退。宜服用黑芝麻、枸杞、龙眼肉、菠菜、莜麦菜等补益肝血的食物。

丰润红唇要健脾

中医理论认为"脾开窍于口，其华在唇"。脾与全身肌肉关系密切，口唇的色泽反映脾的功能。脾主消化吸收，脾气健运，则肌肉丰满壮实、口唇红润；若脾气虚，肌肉就消瘦或痿废，唇色浅淡甚至萎黄无华。脾虚者多吃根茎类及粥类，如山药具有滋补脾肾的作用，自古就是补虚佳品；黄芪山药茯苓粥、薏苡红豆粥具有健脾化湿的功效，大枣和桂圆等也有健脾作用。

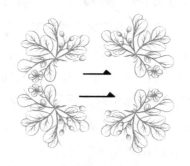

二

药食养生

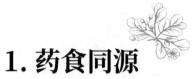

1. 药食同源

三月三的"灵丹"——荠菜

"三月三，荠菜当灵丹"，荠菜是春天时令的蔬菜，已有几千年的历史，而且遍及大江南北，很多文人雅士对荠菜都十分喜爱。大文学家苏东坡曾赞美荠菜："虽不甘于五味，而有味外之美，是一味天然之珍。"陆游也写过很多关于荠菜的诗文，诸如"残雪初消荠满园，糁羹珍美胜羔豚""日日思归饱蕨薇，春来荠美忽忘归""手烹墙阴荠，美若乳下豚"等。荠菜不仅味道鲜美，营养丰富，还是一味天然的良药。

荠菜的功效

据《名医别录》记载"荠主利肝气，和中。"《日用本草》谓其"疏利五脏，凉肝明目。"《本草汇言》说荠菜"治痢去积滞，不行者可通，久痢多行者可止。"可用于衄血、咯血、尿血、崩漏、目赤疼痛、眼底出血、高血压、赤白痢疾、肾炎水肿、乳糜尿等。

性味归经：味甘、淡，性凉；归肝、胃经；可凉血止血、平肝明目、清热利湿。

药膳

荠菜没有蒲公英的苦，没有马齿苋的酸，它甚至比正宗的蔬菜——菠菜、茼蒿、芥蓝都好吃。味道不冲、不怪、不涩，还自带一股淡淡的清香，那种清香是田园蔬菜所少有的，食后唇齿留香，浑身舒畅。挖回的荠菜择去黄叶、杂草，用清水淘洗干净，开水里焯一焯，凉拌或是素炒，再不然丢几片在汤里，或者包成饺子，味道都极其美味。

荠菜含有丰富的维生素 C 和大量的粗纤维，食用后可增强大肠蠕动，促进粪便排泄，从而促进新陈代谢，有助于防治高脂血症、高血压、肥胖症、糖尿病、肠癌及痔疮等；荠菜还含有丰富的胡萝卜素，是治疗眼干燥症、夜盲症的良好食物。

铜钱状的嫩绿果实——榆钱

春暖花开之际，榆树枝头会生长出一簇簇状如铜钱的嫩绿果实，人们管它叫榆钱。每年新生出来的榆钱脆甜绵软，清香爽口。榆钱因其外形圆薄又似钱币而得名，榆钱的好处也是不少的，榆钱可以养胃，有助于胃酸的分泌和食物消化，适用于脾气虚弱、食欲不振的人群。

榆钱的功效

榆钱是常用的药食两用之品。《本草纲目拾遗》记载："主妇人带下，和牛肉作羹食之。"宋《经史证类备急本草》中载有："初生榆荚仁，以作糜羹，令人多睡。"

榆钱具有健脾安神，清心降火，止咳化痰，清热利水，杀虫消肿的功效。主治失眠，食欲不振，带下，小便不利，水肿，小儿疳热羸瘦等病症。

《宝庆本草折衷》："疗小儿火疮痂疕，及杀诸虫。"

《本草省常》："养肺益脾，下恶气，利水道，久食令人身轻不饥。"

《山西中草药》："安神，止带，助消化。"

药膳

1）生吃

把新鲜的榆钱洗净，加入盐、酱油、香醋、辣椒油、葱花、芫荽等凉拌。

2）煮粥

将榆钱洗净，以葱花或蒜苗炒后加开水烧开，下大米或小米煮粥，米将熟时再放榆钱继续煮5~8分钟，加适量调料，即成榆钱粥。

3）笼蒸

先将榆钱洗净，拌以玉米面或白面做成窝头，上笼蒸半小时即可起锅；或将洗净的榆钱拌上面粉，搅拌均匀，直接上笼蒸熟，放入调料，吃起来香甜柔软，口感极佳。

4）做馅

将榆钱洗净、切碎，加虾仁、肉或鸡蛋调匀后，包水饺、蒸包子、卷煎饼，清新爽口，美味无穷。

花中之药——桃花

"桃花美，桃花艳，开在那三月间。"三月天气乍暖还寒，翠色稀少，桃花与桃树的新芽同时长出，那一树树嫣红，毫无顾忌地绽放，桃之夭夭，灼灼其华。物以言人，桃花与美女在汉语里可做同解。"去年今日此门中，人面桃花相映红。人面不知何处去，桃花依旧笑春风。"可见桃花之美深入人心，可是你知道这么美丽温柔的桃花，隐藏着怎样的功效吗？

桃花的功效

桃花味苦，性平，有活血悦肤、峻下利尿、化瘀止痛等功效。《神农本草经》中有"悦泽人面"之记载。食用能活血调经、通便排毒，进而可美容驻颜。

其"性走泄下降，利大肠甚快"，桃花通便的作用非常峻猛，只需 5~6 朵，即可泻下如水，一般用于血瘀型便秘患者，但应中病即止，若久服可耗伤人体阴血，损伤元气。

中国古人很早就认识到桃花的美容价值。现存最早的药学专著《神农本草经》里谈到，桃花具有"令人好颜色"之功效。清明节前后，桃花还是花苞时，采桃花 250 克，加白芷 30 克，用白酒 1000 毫升密封浸泡 30 天，每日早晚将酒倒少许在手掌中，两掌搓至手心发热，来回揉擦面部，对黄褐斑、黑斑、面色晦暗等面部色素性疾病有较好效果。《备急千金要方》载："桃花三株，空腹饮用，细腰身。"本方单味减肥、美容、护肤，是上好的美容品。

药膳

主料：大米 50 克，糯米 50 克。辅料：红糖 40 克，桃花 30 克，清水适量。备好原料，桃花去梗留花瓣，将桃花浸泡 2 个小时后，与大米、糯米、红糖一起放入锅中，先大火后中火煮 30 分钟至大米、糯米熟即可食用。

注意事项

桃树全身是宝，桃仁、桃花、桃叶、桃根、桃枝、桃胶均可入药，其中桃仁更是临床活血化瘀、润燥滑肠之要药。

桃花的花朵不是越大越好，花苞才是最有药用价值的，所以花蕾药效较好。

桃花为峻下破血之药，孕妇、月经量过多、腹泻者，不可服用桃花。

退黄圣药——茵陈

春季万物复苏，人体的阳气也会顺应自然，向上向外升发。

在这生机盎然的春天里，一款"限定三月"的时令野菜悄然上市，它就是具有疏肝祛湿作用的茵陈。茵陈，别名白蒿、茵陈蒿等，"陈"是指往年的旧根。茵陈每年春天都是在陈根上发出来新芽，因此茵陈中阴阳分布的部位不均匀，它的阴气主要储存在老根里，嫩芽以阳气为主，张锡纯说它"得初春少阳生发之气"。

茵陈性味苦、辛，微寒；归脾、胃、肝、胆经。功擅清利湿热，利胆退黄。临床上常用于湿温暑湿，湿疮瘙痒，黄疸尿少。始载于《神农本草经》，列为上品："主风湿寒热邪气，热结黄疸。久服轻身，益气耐老。"

茵陈的故事

相传华佗遇见一个非常严重的黄疸患者，由于病情严重以至于他认为是无药可救了，一个多月后华佗偶然发现这个患者痊愈了，他急问患者服用何药。患者说春荒无粮，吃了一种绿茵茵的野草。华佗一看是茵陈，便立即到地里采集给其他黄疸患者服用，但奇怪的是均无效。华佗又去问已痊愈的患者吃的是什么样的茵陈，他说三月里采摘的，华佗知道了春三月阳气上升，百草发芽，三月蒿子才会有药力。翌年春天华佗又采集了三月的茵陈给黄疸患者服用，吃一个好一个，但过了三月又没有功效了。第三年华佗又把根、茎、叶分别入药，确实只有幼嫩的茎叶可以入药治病。所以华佗就将"三月茵陈四月蒿，传于后人切记牢。三月茵陈治黄疸，四月采来当柴烧"这句话传与后人了。

茵陈的功效

中医认为茵陈性味苦寒，能降泄清热，功善清利脾胃和肝胆湿热，黄疸之湿热阳黄最宜，寒湿阴黄亦可配伍应用。尚可用治湿温病、湿疮、湿疹。茵陈善利湿退黄，为治湿热黄疸之要药，张锡纯称其为"退黄之圣药，活肝之要药"。用于湿热熏蒸而发生黄疸的病症，可单用一味，大剂量煎汤内服。

药膳

蒸茵陈

1）先把茵陈清洗干净，晾到八成干。倒少许植物油搅拌均匀，然后分次加入面粉，搅拌均匀，拌的时候可以用手轻轻抓一抓，让菜和面更贴合。

2）起锅烧水，水开后在笼屉上铺上笼布，将茵陈铺在上面，厚度在3厘米左右比较合适，铺好后，上面也盖上笼布，大火蒸10分钟左右即可。

3）调制生抽香油蒜泥，蘸着吃。

茵陈采摘时，攫取嫩苗取其升发之气，同时其清热利湿的作用特别强，在春天的时候采一些新鲜的茵陈回去，配上细腻的面粉，不仅能够顺应时令，同时还能促进阳气升发、清除湿热之气，身体就会更轻松、更健康。

注意事项

茵陈性微寒，对于虚寒体质的人群，应该慎用。而且茵陈有渗湿的作用，不宜长期连续服用。

脆嫩爽口的美食——鱼腥草

作为南方餐桌上的一道美食，折耳根却让北方人望而生畏，因为它有一个更为形象的名字——鱼腥草。光看名字，一股鱼腥味仿佛扑面而来，如果你有幸尝过一口，那味道绝对直击灵魂！不过，鱼腥草、折耳根都是民间俗称，在《中国植物志》中你会发现，这种植物的正式名称叫作蕺菜。

鱼腥草主要分布在湖南、湖北、贵州、四川、重庆、云南等地，喜欢湿润、阴凉的生长环境，常常生长在山谷、田边。由于对生长环境要求不太高，在物资匮乏的年代，因其嫩根茎可食，中国西南地区的人民常作蔬菜或调味品。

鱼腥草的功效

鱼腥草其味辛，性寒凉，归肺经。具有清热解毒、利尿通淋、止血、祛痰止咳、镇痛等多种功能。民间常用于肺痈吐脓、痰热喘咳、热痢、热淋、痈肿疮毒，为我国传统的常用药物之一。

主要适用于肺部感染，包括肺脓疡、大叶性肺炎、肺痈、肺结核、急性支气管炎、咳嗽气急、吐黄脓痰或痰中带血之人；黄疸发热，包括急性胆囊炎；女性子宫内膜炎、宫颈炎、输卵管卵巢炎、白带腥臭及急性乳腺炎；急性感染性疾病，诸如蜂窝织炎、中耳炎、痈肿疔疮、丹毒。外用可治疥癣、湿疹、痔疮等。

鱼腥草可以说是天然的抗生素，适用于热证，像流黄脓鼻涕、咳吐大量黄脓痰、女性带下黄稠等都可以使用，此外，鱼腥草也非常适合长期吸烟的人群服用。

药膳

鱼腥草最常见的食用方法是凉拌，除此之外，还有很多其他的做法，比如辣炒鱼腥草、鱼腥草炒腊肉、鱼腥草炒芹菜、鱼腥草炖鸡等。通过搭配一些温性的食材，不仅能缓解其寒凉之性，还能减除鱼腥之气，同时达到丰富菜品种类的作用。人们对鱼腥草的感情，就像对香菜、榴梿、螺蛳粉一般，喜欢它的情有独钟，讨厌它的避之不及。曾几度鱼腥草"有幸"入选十大难吃蔬菜，而关于它的味道，就像甜咸之争一般，总是没有一个答案。感兴趣的朋友们可以尝试一下。

注意事项

鱼腥草是西南人民喜爱的菜品，又具有药用价值，已被原卫生部确定为既是药品又是食品。不过，鱼腥草不宜多食，《名医别录》云："多食令人气喘。"唐代孟诜则指出："久食之，发虚弱，损阳气，消精髓。"

清暑之品——薄荷

随着天气越来越热，许多患者或朋友经常会问一个问题，这个问题就是三伏天适合用什么办法来清热解暑、安稳度过一个夏天？在这里我们为大家介绍一味药，来帮大家安稳过完这个酷暑。

薄荷性味辛、凉。归肺、肝经。具有疏散风热，清利头目，利咽透疹，疏肝行气之功效。主要用于风热感冒，温病初起，风热头痛，目赤多泪，咽喉肿痛，麻疹不透，风疹瘙痒，肝郁气滞，胸闷胁痛等病症。薄荷中含薄荷醇，薄荷醇可清新口气并具有利尿、化痰、助消化等功效。薄荷的疏散风热、清利头目、疏肝行气等功效应用范围最广，常用于预防和缓解由暑热引起的各种症状。因此，在夏季适量饮用薄荷，可以减轻暑热，保持身心健康。

药膳

薄荷绿豆汤

薄荷 5 克，薏苡仁 30 克，绿豆 60 克，白糖 1~2 匙。制作方法：①薏苡仁、绿豆洗净，用水泡 3 小时备用；②锅中倒入 800 毫升水，加薏苡仁、绿豆以中火煮开，改小火煮半小时；③加薄荷、白糖，继续煮 5~10 分钟，盛入碗中即可。薄荷绿豆汤具有清热泻火、生津止渴的功效。

禁忌：①薄荷性凉，肺虚咳嗽或阴虚发汗者应少喝薄荷饮品；②孕妇或备孕者慎用薄荷。

天然"白虎汤"——西瓜翠衣

夏季酷暑难耐，我们免不了要吃些西瓜来解暑。但大家知道除了西瓜瓤可以吃以外，西瓜皮有什么作用吗？西瓜皮，亦称西瓜翠衣（或称西瓜青），择青皮西瓜，将瓜洗净，用刨刀将表皮青色含有蜡质的青皮层刨下，晒干。西瓜翠衣性味甘、凉，甘能生津，凉以祛热；可以清热解暑、除烦止渴、通利小便，治疗暑热烦渴、口舌生疮等疾病。西瓜翠衣也被称为中医里的"白虎汤"。中医方剂中的白虎汤有清热生津之功，专门为大热、大渴、大汗出的人群设定，是清大热的要药。

药膳

西瓜翠衣汤

材料：西瓜翠衣 100 克，冰糖适量，水。

制作方法：西瓜翠衣汤取西瓜 1 个，削取西瓜外层绿皮，即得西瓜翠衣，取西瓜翠衣 100 克，加水煮 10~15 分钟，加入冰糖适量，凉后即可饮用。

适应证：本方可防夏季暑热，对于小儿烦热口渴、头晕头昏、头痛不适、食欲不佳效果较好。

水中仙丹——莲子

莲子性味甘、涩，平。归脾、肾、心经。具有补脾，止泻，止带，益肾涩精，养心安神的功效。主要用于脾虚泄泻，带下，遗精，心悸，失眠等病症。莲子中所含的莲子糖，是老少皆宜的滋补品，对于久病、产后或老年体虚者，更是常用的营养佳品；莲子碱有平抑性欲的作用，对于青年人梦多、遗精频繁或滑精者，服食莲子有良好的止遗涩精作用；莲子所含的氧化黄心树宁碱对鼻咽癌有抑制作用。另外，莲子还具有强心、降血压、养心安神的作用。

药膳

莲子银耳粥

粳米（蒸）200 克，莲子 50 克，银耳（干）20 克，白砂糖 15 克。制作方法：①莲子中加入砂糖 10 克，放入温水中浸泡一晚，将粳米及莲子一同放入蒸笼中蒸 40 分钟，变软后取出；②把银耳放入水中泡软，去除根部，再切成丝；③锅中倒入蒸熟的粳米及莲子，再加入银耳丝及水同煮至熟；④热粥中放入白砂糖 5 克即可。莲子银耳粥具有健脾安神的功效。

禁忌：①鲜的莲子生吃不易消化，令人腹部胀满不适，大便干燥者不宜服用。②不能与牛奶同服，否则加重便秘。

夏季姊妹花——金银花

很多人都喜欢在炎热的夏天使用金银花泡水喝来帮助清热消暑，其实金银花泡水喝除了能够清热解暑之外还有其他的功效，同时需要注意一些禁忌。

金银花在夏初花开放的时候采集，然后干燥，属于一种味甘、性寒的植物，归肺、心、胃经，具有清热解毒、疏散风热的功效，与菊花茶作用类似，可用于治疗肿痛、丹毒、感冒、温热病等。它有"中药抗生素"之称，与蒲公英类似，在我们国家分布较广泛，所含有的化学成分和功能也较多，除了药用以外，也广泛用于食品、化妆品及一些保健品等行业。研究发现，金银花提取物及所含的一些化学成分，具有多种药理作用，主要包括抗感染、抗病毒、抗氧化等。因具有抗感染的作用，所以在肿瘤预防上也有一定效果。现在市场上有金银花茶，也可以经常饮用。

药膳

1）金银花莲子羹

金银花 25 克，莲子 50 克，白糖适量。将金银花洗净；莲子用温水浸泡后，去皮、心，洗净。莲子放入砂锅内，加水用大火烧沸，再转用小火煮至烂熟，放入洗净的金银花，煮 5 分钟后加白糖调匀即成。

功效：清热解毒，健脾止泻。

2）双花饮

金银花、菊花、山楂各 50 克，蜂蜜 500 克。将金银花、菊花和山楂加水煎成浓汁，加蜂蜜食之。

功效：清热解暑，消积降脂。

注意：脾胃虚寒体质不可久服。

清爽可口的美食——荆芥

荆芥是我们夏天常见的一种蔬菜，吃起来清爽可口。实际上荆芥也是一种中药，在治疗感冒时经常会用到，具体功效一起来看看吧。

荆芥味辛，性微温。归肺、肝经。具有解表散风、透疹、消疮的功效。主要治疗风寒感冒、发热恶寒、无汗、头痛、身痛等症，常与防风相须为用。荆芥有辛散作用，能助麻疹透发，常与薄荷、蝉衣、牛蒡子等配伍应用。同时常用于疮疡初起有表证者。荆芥炒炭可以用于治疗便血、崩漏及产后血晕等。荆芥可以外用，也可以内服。内服煎汤，或入丸、散；外用捣敷、研末调敷或煎水洗。

药膳

荆芥拌黄瓜

原料：荆芥一把，青辣椒 2 根，黄瓜 3 根，麻油，盐，醋，蒜汁。我们在准备好食材之后把荆芥和黄瓜清理干净，然后把荆芥和黄瓜切一下，接着根据个人口味把调味品放在盘中拌匀就可以。

功效：解表透热，清热解暑。

芳香化湿的野菜——藿香

夏季气候炎热，至中夏则暑湿严重，不少人因为贪凉而引起暑热感冒。专家称，此时用藿香来做点药膳，有助于开胃、解暑。该药味辛，性微温。具有芳香化浊、开胃止呕、发表解暑的功能。临床上多用于治疗湿浊中阻、暑湿倦怠、胸闷不舒、腹痛吐泻等证，经典名方"藿香正气丸"就是以藿香为主药制成的。盛夏时节，民间亦有用藿香、香薷煮水预防暑热感冒的习惯。

需要注意的是，藿香性温、味辛，仅适用于有湿困见证的外感，对于风热外感、阴虚火旺的慢性胃炎、肠炎患者则不太合适。

藿香，主产地为广东、海南、广西、云南等省区，为唇形科多年生草本植物。藿香具有芳香化浊、和中止呕、发表解暑的功效。可用于湿浊中阻，脘痞呕吐，暑湿表证，湿温初起，发热倦怠，胸闷不舒，寒湿闭暑，腹痛吐泻，鼻渊头痛。

药膳

原料：藿香 10 克，大米 100 克，白糖适量。

做法

1）藿香 15 克（鲜品 30 克），粳米 50 克。将藿香 15 克（鲜品 30 克）洗净，放入铝锅内（一定要用铝锅），加水煎 5 分钟，弃渣取汁待用。

2）再将粳米 50 克淘洗净，入锅内，加水适量，置大火上烧沸，再用小火熬煮，待粥熟时，加入藿香汁，再煮一二沸即可食用。

功效：藿香含有挥发油，能促进胃液分泌、增强胃动力，与健脾胃的粳米相配成粥，适用于治疗脾胃吐逆、脘腹痛、食欲不佳、消化不良等病症，对于暑热症引起的呕吐有良效。

清热解毒之食——马齿苋

马齿苋相信大家都不陌生吧，它是路边常见的一种野菜，小时候妈妈经常采来蒸馍馍吃，略带酸味的口感，是儿时美好的记忆。现在生活质量变好了，倒是很难得吃上了，偶尔街边的小摊儿上有卖的，但总觉得味道和小时候不太一样。

马齿苋还是一味很好的中药材。那么它有哪些功效，怎么应用，又有哪些需要注意的地方呢？让我们一起来了解下吧。

马齿苋是马齿苋科植物马齿苋的全草，是一年生植物，全国各地都有。马齿苋从外观上看，它的茎红、叶绿、花黄、籽黑、根白，就是青、赤、黄、白、黑都有了，所以又叫五行草。它的性味酸、咸，归大肠、心经，具有清热解毒、凉血止血、止痢的功效。《新修本草》中记载："主诸肿瘘疣目，捣揩之；饮汁主反胃，诸淋，金疮，血流，破血，癥瘕，小儿尤良；用汁洗紧唇，面疱、马汗、射工毒，涂之瘥。"孟诜："湿癣白秃，以马齿膏和灰涂效。治疳痢及一切风，敷杖疮。"

因此，马齿苋可以用来治疗：热毒血痢；热毒疮疡；崩漏、便血；湿热淋证、带下证。具体应用：马齿苋是各种肠道病的必用良药，尤其是肠道病属于热证的可通治，如痔疮出血、细菌性痢疾、实热便秘均可以服用，受寒腹泻和脾虚大便稀溏的除外。马齿苋对于急性肠道病效果更是显著，尤其是调理细菌性肠炎和细菌性痢疾的效果非常好。现代药理研究证实：马齿苋对宋氏志贺菌、伤寒杆菌、大肠杆菌有抑制作用。这与中医治痢不谋而合，因而有"痢疾克星"之称。

马齿苋是一味很好的药食同源药材，简单地烹饪后即可食用。这里给大家简单介绍两种常用的食用方法，大家不妨动手试试。

食用方法一：水嫩水嫩的马齿苋，采回来，摘去老叶，洗净之后，焯水到变色，梗变软以后出锅，放醋、盐、味极鲜、香油、蒜末凉拌即可。叶子软绵绵、滑溜溜的，梗是脆脆的，一盘凉拌马齿苋，清清爽爽，炎炎夏日，给你别样的好胃口。

食用方法二：马齿苋用来蒸菜团子也很好吃。洗好的马齿苋，撒面粉、盐、五香粉少许，即可上锅蒸。蒸好之后，蘸蒜泥或自己喜欢的蘸料即可。

马齿苋虽是好物，但也有禁忌证，以下两种类型的人是禁食的。

1）孕妇不要用

怀孕的人一定要避免食用马齿苋，因为马齿苋能够滑胎，也就是容易让孕妇流产。在孕妇前三个月和后三个月的危险时期，要严格禁止食用。

2）寒性体质的人要少吃

马齿苋是寒性的食物，如果本身是寒性体质的人，在食用马齿苋之后，就会使寒性症状加剧，比如说手脚冰冷或腹泻严重等。

润肺安眠的良药美食——百合

随着年龄的增长，人的身体功能开始下降，免疫力和抵抗力也都跟着下降。人到中老年，许多慢性疾病也随之而来。现在中国65岁以上老年人失眠症的发病率达到了20%~50%，失眠是在中老年人身上比较高发的现象。今天就介绍一味中药来帮助失眠患者改善这种情况。这味中药就是百合。

百合，性味甘、微寒。归肺、心经。具有润肺止咳、清心安神的功效。主要用于阴虚燥咳，劳嗽咯血，虚烦惊悸，失眠多梦，精神恍惚等病症。百合含有淀粉、蛋白质、脂肪、钙、磷、铁及少量维生素、生物碱。我国民间食用百合的历史十分悠久，百合自古就有"滋补妙品"的美称。百合补益兼清润，补无助火，清不伤正，阴虚火旺者最宜食用。肺气通于秋，秋燥易伤肺津，故秋季饮食保健中最重要的一点就是养肺，而百合具有补肺润肺的功效，所以百合是秋季饮食保健中的佳品。

药膳

百合莲子粥

干百合、莲子、冰糖各 30 克，粳米 100 克。制作方法：①莲子洗净置水中泡发；②干百合、粳米分别洗净后，与莲子一同放于锅中，加水适量，大火烧开，小火熬煮；③最后加入冰糖，稍煮即成。此粥具有滋阴润肺、养心安神等功效。

禁忌：①百合性寒，对于风寒引起的感冒咳嗽慎用；②中气不足、腹泻的人不宜食用，以免加重腹泻；③孕期慎用。

乌发食疗佳品——黑芝麻

一头乌黑亮丽的头发是每个人都希望拥有的，然而随着生活节奏的加快，工作压力大、熬夜、劳累及年龄的增长，头发越来越稀疏，白发也早早地出现，这都增加了人们的困扰。《黄帝内经》记载："女子五七，阳明脉衰，面始焦，发始堕；男子五八，肾气衰，发堕齿槁。"肾气的衰弱是脱发的根本原因。中医认为"发为血之余"，根据精血同源的理论，精亏则血少，血少则头发得不到充足的滋养而干枯、变白、脱落。因此，补肾对于改善脱发、白发至为重要。今天给大家推荐一味可以让头发乌黑亮丽的食疗佳品。

黑芝麻具有补肝肾、润五脏、益气力、长肌肉的作用，可用于治疗肝肾精血不足所致的眩晕、须发早白、脱发、腰膝酸软、四肢乏力、步履艰难、五脏虚损、皮燥发枯、肠燥便秘等病症，在乌发养颜方面的功效，更是有口皆碑。现代医学研究表明黑芝麻含有大量的脂肪和蛋白质，同时含有维生素 A、维生素 E、卵磷脂及多种微量元素，营养丰富。想要头发好，不妨每日来两勺熟黑芝麻，熟黑芝麻补肾的作用更好。而且经过轻微炒制的黑芝麻，更香、更可口。

药膳

黑芝麻饴糖羹

黑芝麻（粉）150克，甘草30克，饴糖（麦芽糖）150克。甘草洗净，入锅，加水适量，小火煮半小时，取汁，加入饴糖，待烊化后加入黑芝麻粉，煮成糊状即可。功效是滋补肝肾、养血祛风，主治肾虚头发早白及慢性荨麻疹属肝肾不足者。

注意：黑芝麻脂肪含量高，吃多了容易能量摄入超标，每天20克左右即可。

健脾消食的良药美食——陈皮

民间有言"百年陈皮，千年人参"，陈皮是一味常用的药食同源药物，是芸香科植物橘及其栽培变种的干燥成熟果皮。道地药材为广陈皮，也称"粤地瑰宝"。

《本草备要》中记载陈皮"辛能散，苦能燥能泻，温能补能和，同补药则补，泻药则泻，升药则升，降药则降。为脾肺气分之药，调中快膈，导滞消痰，利水破癥，宣通五脏。"其意为，陈皮同补药一起用则补虚，同沉降药一起用则沉降，跟不同的食物搭配，可做成药膳，和不同的食材泡水或者煮粥，能缓解不同的症状。

陈皮，味辛、性苦，温。归脾、肺经。具有理气健脾、燥湿化痰之功效。主要用于中焦寒湿、脾胃气滞、脘腹胀痛、恶心呕吐、泄泻等病症。陈皮内含挥发油、橙皮苷、正癸醛、柠檬醛、柠檬烯、辛醇等成分，具有调整消化系统、增强心肌收缩力、平喘祛痰、增强免疫功能、抗感染等功效。常服陈皮对人体益处颇多，不仅具有健胃消食和治疗胃痛的作用，经常服用还能够化痰止咳，促进身体健康。

药膳

陈皮枣饮

陈皮5克，枣（干）3颗，水适量。制作方法：①陈皮洗净，加适量水浸泡；②大枣去核撕成小块倒入锅中；③加入适量水，大火煮至水色变深；④加入泡好的陈皮，大火煮开；⑤改小火略煮一会，当茶随饮。陈皮枣饮具有益气养血，养心安神，调和脾胃的功效。

禁忌：①胃酸多的人，不适合多喝陈皮水。容易加重胃酸，出现反酸、烧心的症状。②在服用药物时，不宜喝陈皮水。陈皮水可能影响药效，尤其是对于酶的活性有很大的影响，所以不建议饮用。③女性在怀孕期间不宜喝陈皮水。孕妇在孕期会出现燥热现象，而陈皮偏温性，饮用后可能出现上火症状。

平民医生——生姜

有一味中药，家家户户厨房里都有这味中药的身影，这味中药就是我们今天的主角：平民医生——生姜。生姜是我们老百姓厨房中常见的调味辅料，也是一味常见的中药材，可谓是药食同源的典型代表之一。我们今天就一起来说说这味药。

生姜，味辛、性微温。归肺、脾、胃经。具有发汗解表，温中止呕，温肺止咳，解毒的功效。主要用于风寒感冒，胃寒呕吐，肺寒咳嗽等病症。生姜含有姜油酮、姜酚等生物活性物质，还含有蛋白质、多糖、维生素和多种微量元素，集药用、营养、调味、保健于一身，自古被医学家视为药食同源的保健品，具有祛寒、祛湿、暖胃等多种保健功能。民间还有"冬吃萝卜，夏吃姜""早吃姜赛人参，晚吃姜如砒霜"等说法。故生姜是药食同源的常用食物。

药膳

生姜粥

生姜、粳米、饴糖。制作方法：①将生姜洗净后，切末然后放入锅中，加入适量水煎汁备用；②将粳米洗净后，放入锅中，然后倒入生姜汁，熬煮成粥后，加入适量饴糖拌匀即可。生姜粥有止痰化咳、祛寒止呕的功效，可以应用于胃寒腹痛、伤风感冒等病症。

禁忌：①生姜助火伤阴，阴虚内热人群忌服生姜；②表虚有热，易自汗出的人群忌服生姜；③脾胃实火的人群忌服生姜。

天然维生素——大枣

生活节奏越来越快，工作压力越来越大，很多人都处于亚健康状态，今天我们给各位读者介绍一味中药可以改善这种情况，这味中药就是天然维生素——大枣。

大枣味甘、性温，无毒。归脾、胃、心经。具有补脾和胃，益气生津，调营卫，解药毒的功效。主要用于胃虚食少，脾弱便溏，气血津液不足，营卫不和，心悸怔忡，妇人脏躁等病症。大枣含有蛋白质、脂肪、糖类、大枣皂苷、酸枣仁皂苷、胡萝卜素、多种维生素及钙、磷、铁等营养成分。大枣对身体有很多补益作用，因此民间流传着"一日吃仨枣，一辈子不显老"的说法。中医认为，大枣性味甘温，能补中益气、养血安神。病后体弱者、贫血患者及冬季手脚冰凉的女性皆可常食大枣。

药膳

大枣山药粥

山药100克，大枣20克，粳米、糯米各50克。制作方法：将山药、大枣、粳米、糯米洗净，置于锅中，加水适量，熬煮成粥即可。大枣山药粥具有补脾养胃，生津益肺的功效。尤益于脾胃虚弱者食用。

禁忌：①大枣不可过量，否则会损伤消化功能，引起便秘等症；②糖尿病患者不宜过量食用大枣，以免血糖增高；③大便秘结、内热甚者不宜食用大枣；④凡有湿痰、积滞、齿病、虫病者均不宜食用大枣。

祛湿减肥好帮手——薏苡仁

薏苡仁性味甘、淡，微寒。归脾、胃、肺经。具有利水渗湿，健脾止泻，除痹，排脓，解毒散结的功效。主要用于水肿，脚气，小便不利，脾虚泄泻，湿痹拘挛，肺痈，肠痈，赘疣，癌肿等病症。薏苡仁含有丰富的蛋白质、油脂、维生素等，常做熬粥之用，有促进新陈代谢和减少胃肠负担的作用，是体弱患者的补品。薏苡仁在五谷类中属纤维质高、低脂、低热量之品，是减肥的最佳主食之一。薏苡仁还是传统的美容佳品，具有润泽肌肤、美白、祛斑之效。经常食用或研粉外敷，能使皮肤光滑、滋润、白皙，是为药食同源的常用药物。

药膳

薏苡仁粥

薏苡仁100克，粳米50克，白糖适量。制作方法：①将薏苡仁放入高压锅中，加适量的清水，炖煮约20分钟后减压；②再向锅内加入粳米和适量的开水，然后用小火煮10~15分钟，加入白糖即成。薏苡仁粥具有健脾渗湿、利水消肿的功效。

禁忌：①脾虚无湿、汗少、大便燥结及孕妇慎服；②脾胃虚寒者宜慎用生薏苡仁，易用炒薏苡仁。

口感酸甜的水果——山楂

又到了一年一度山楂成熟的季节，又大又红的山楂看起来惹人喜爱，尤其是一串串冰糖葫芦让人垂涎欲滴。大家都知道山楂可以消食，是不是所有食积的人都可以食用山楂呢？山楂还有没有其他功效呢？

山楂的功效

山楂具有消食化积、行气散瘀的功效。

1）饮食积滞：山楂可消食化积，尤其善于消油腻肉食引起的积滞，因此吃完自助餐的小伙伴们，可以来上点山楂消消食。

2）泄痢腹痛、疝气痛：山楂入肝经，能行气散结止痛，可用于疝气疼痛。焦山楂及山楂炭可以治疗泄痢腹痛。

3）瘀阻胸腹痛、痛经：山楂有活血行气止痛的功效，能治疗瘀血阻滞引起的胸痛、腹痛、痛经。我们怎么判断是瘀血阻滞引起的疼痛呢？首先是看舌头，舌质颜色暗红、发紫，有瘀斑、瘀点的，大多是瘀血引起的；其次看疼痛特点，疼痛位置固定，夜间疼痛加剧，针刺样疼痛，多是因为瘀血引起；最后，痛经的女性如果经血颜色暗、黑，或者血块较多，也是瘀阻的表现。这些情况都可以食用山楂。

药膳

1）山楂粥：山楂、粳米各50克，冰糖适量。山楂切片，去核，与粳米共煮粥，粥将熟时加入冰糖，调匀即成。每日2次，可作早、晚餐。

功效：消食化滞，和胃温中。

2）山楂雪梨拔丝：山楂200克，梨500克，白糖适量。山楂洗净去核，梨去皮、核并切丝，锅内放糖，加适量水熬至糖起丝，放入山楂炒至糖汁浸透时起锅，与梨丝共食用。

功效：滋阴润肺，消食化滞。

注意：山楂有促进子宫收缩的作用，孕妇多食山楂有引发流产的风险，应避免食用。避免空腹食用生山楂或大量食用山楂，因为有导致结石的风险。

黄金补品——鸡内金

很多宝宝食欲不佳，体型偏瘦，往往是脾虚兼食积的原因，有一味中药可以改善这种情况，这味中药就是黄金补品——鸡内金。

鸡内金味甘、性平。归脾、胃、小肠、膀胱经。具有健胃消食，涩精止遗，通淋化石的功效。主要用于食积不消，呕吐泄痢，小儿疳积，遗尿，遗精，石淋涩痛，胁痛不适等病症。鸡内金含胃激素、角蛋白、胆汁三烯和胆绿素的黄色衍生物、各种维生素等。口服鸡内金后胃液分泌量、酸度及消化功能均见增高，服药后胃运动功能明显增强，胃排空速度也大大加快。鸡内金本身并不含有任何消化酶，其对胃分泌及运动的影响，是由于鸡内金被人体消化后，促进人体自身消化能力增强导致的。大家平时可以吃一点儿鸡内金，有很好的保健作用，可以健脾、养胃、调肝，还能预防结石。

药膳

鸡内金蒸蛋

鸡蛋1个，米汤适量，鸡内金5克。制作方法：①鸡内金磨成粉；②打1个鸡蛋，米汤，食盐少许，猪油2勺，鸡内金粉5克，搅拌均匀；③始终用中火，隔水蒸，锅盖留缝，不要盖严；④水开后继续中火蒸3~5分钟即可。鸡内金蒸蛋具有健脾开胃、消食的功效。

禁忌：脾虚无积者慎服。

神仙之食——山药

很多人食欲不佳，体型偏瘦，面色发黄，往往是脾胃虚弱的原因，给大家介绍一味中药可以改善这种情况，这味中药就是神仙之食——山药。

民国时期著名中医张锡纯对山药尤其钟爱，他认为山药色白入肺经，健脾养胃能入脾经，汁水多能入肾经，他经常在治疗肾虚时，尤其是肾虚作喘时，运用大量的山药。他还创制了一个名方"薯蓣饮"，薯蓣就是山药，这个方子只有山药一味药材，可调理体虚、正气不足。山药具有扶正气的作用，最适合体虚、容易反复生病的人群服用。

此外，山药还有一点特别好，它相当平和，体质虚实寒热错杂的人吃山药也不用担心补得太过或虚不受补的情况，它就像我们平常吃的馒头一样性质温和。

建议大家选择山药的时候，最好选择铁棍山药，它是四大怀药之一，最具有药用价值。铁棍山药是众多山药品种之一，是怀山药中的精品。铁棍山药上有像铁锈一样的痕迹，因故得名铁棍山药。铁棍山药营养好，药用价值极高，在古籍记载中便已入药。河南省焦作市温县是铁棍山药的原产地。

山药味甘、性平。归肺、脾、肾经。具有健脾胃、益肺肾、补虚羸的功效。主要用于食少便溏、虚劳、喘咳、尿频、带下、消渴等病症。麸炒山药可以补脾健胃。山药常用品种有怀山药和淮山药之分。山药含有大量淀粉及蛋白质、B 族维生素、维生素 C、维生素 E、葡萄糖等营养成分。微量元素尤其是钾含量较高，还含淀粉糖化酶、淀粉酶等多种消化酶。其所含胆碱和卵磷脂有助于提高人的记忆力，常食山药可强身健体、延缓衰老。

药膳

山药排骨汤

山药、排骨。制作方法：①排骨洗净，放入滚水中汆烫，去除血水，捞出；山药去皮，切 3 厘米大块。②锅中倒入 5~6 杯水，放入烫好的排骨，中火煮约 40 分钟，加入山药。③以中火续煮 10~20 分钟至山药熟，加盐调匀即可。山药排骨汤有健脾开胃、补充体力的功效，还可以增强身体的抵抗力。

禁忌：山药虽然有甘平无毒、可食可药等特点，一般无不良反应，但山药有收涩的特性，所以实证者或便秘不通者均宜慎用。

四时神药——茯苓

随着生活水平越来越高，现在肥胖的人越来越多，很多人体内湿气很重，导致身体困倦、乏力、大便黏滞等，给大家介绍一味中药可以改善这种情况，这味中药就是四时神药——茯苓。

茯苓味甘、性淡、平。归心、脾、肝、肾经。具有健脾和胃，利水渗湿，宁心安神的功效。主要用于水肿尿少，痰饮眩悸，脾虚食少，便溏泄泻，心神不安，惊悸失眠等病症。茯苓里面含有大量的茯苓多糖等成分。这些有效的活性成分可以起到利水消肿的作用，同时还具有增强人体免疫力、抗菌消炎、抗病毒、抗衰老、降低血糖等诸多作用。茯苓的特点是补而不峻，利而不猛，性质平和，既能扶正，又能祛邪。常食用茯苓对于身体有很多益处，不仅可以健胃祛湿，还能宁心安神。

药膳

茯苓粥

白茯苓 15 克，粳米 50 克。制作方法：①将白茯苓 500 克磨细粉；②每次用白茯苓粉 15 克，同粳米 50 克煮粥食。茯苓粥具有健脾养胃的功效。脾胃虚弱者可以经常服用。

禁忌：①阴虚火旺，口干咽燥者不宜食用；②老年肾虚，小便过多，遗精者慎用；③糖尿病患者不可过量摄入，茯苓的主要成分为淀粉，过量食用可以引起血糖升高。

利水消肿佳品——冬瓜

冬瓜为葫芦科冬瓜属一年生蔓生或架生草本植物，夏季开黄花，大暑至处暑时瓜熟。冬瓜体积较大，多呈长椭圆形，如枕头，故有人叫它"枕头瓜"；又因它熟后皮上生有如霜的白粉，故又别名为"白瓜"或"白冬瓜"。平时，可将大冬瓜清洗外皮后，连皮带肉切成片，和种子一并晒干收贮，以备药用。

冬瓜的药用价值

冬瓜果实除作蔬菜外，也可浸渍为各种糖果。中医认为冬瓜全身都是宝，冬瓜皮、冬瓜子都是很好的中药材。冬瓜具有清热、利尿、消痈、止咳、利水消肿的功效，对于水肿、小便不利、糖尿病（消渴）和脓疡等病均有很好的疗效。

如何使用

冬瓜皮：利水消肿，清热解暑。本品药性平和，用于治疗体虚浮肿，可与赤小豆、红糖同煮服用。夏季暑热口渴、小便短赤，可与西瓜皮等量，煮水代茶饮。

冬瓜子：清肺化痰，利湿排脓。用于肺热咳嗽、肺痈、肠痈、带下过多、小便白浊等症。慢性支气管炎患者，如咳嗽、有黄痰，可用冬瓜子 30 克，金银花 15 克，水煎服。肺炎有脓痰可用冬瓜子 30 克，生薏苡仁 30 克，煮水服用，可祛痰排脓。

药膳

名称：冬瓜草鱼汤。

原料：冬瓜 500 克，草鱼（以鱼尾为好）250 克。

制作方法：先将草鱼去肠肚，洗净，油煎至金黄色，再与冬瓜一起，加入适量清水，炖 3~4 个小时，最后放少许盐调味。这是民间治疗高血压头痛眼花的验方。

名称：冬瓜荷叶炖水鸭。

原料：冬瓜 200 克，嫩荷叶 3 小块，薏苡仁、赤小豆各 25 克，水鸭肉 250 克。

制作方法：水鸭肉洗净，切成中块；冬瓜连皮切成大块；嫩荷叶洗净；薏苡仁、赤小豆浸透后淘洗干净。将所有用料放入炖锅，加入沸水一碗半，将炖锅盖上，隔水炖之。先用大火炖 30 分钟，再用中火炖 50 分钟，后用小火炖 90 分钟。炖好后，加入适量油、盐、味精，即可食用。此药膳润肺养肾、清热解毒，主治慢性肾炎的尿少浮肿。

味美价廉的菜——白菜

白菜是我们日常生活中物美价廉的大众蔬菜，是每个家庭餐桌上必不可少的主菜之一。在民间有"吃百菜，不如吃白菜""鱼生火，肉生痰，白菜豆腐保平安"之说。

白菜的中医功效

别名：菘菜、白菘、大白菜、黄芽白菜。

白菜为十字花科草本植物白菜和青菜的幼株。我国各地广为栽培，一般在冬、春季采收，去根，洗净用。

白菜性平微寒，味甘，入肠、胃经，能解热除烦、通利肠胃、养胃生津、除烦解渴、利尿通便、清热解毒，善疗肺热咳嗽、便秘、丹毒。

哪些人适合吃白菜？

经常便秘的人群，白菜中含有大量的粗纤维，可以刺激胃肠蠕动，帮助大便排泄。女性朋友，白菜含有丰富的维生素，吃白菜可以起到一定的美容护肤作用。感冒咳嗽、咽喉肿痛者，白菜有清热解毒的作用。

哪些人不适合吃白菜?

一般来讲正常体质的人都可以吃白菜,但是对于脾胃阳虚腹泻者不能食用白菜,大白菜属于寒凉食物,阳虚的人应该少吃,风寒犯肺及肺寒咳嗽者最好不要吃。

药膳

原料:2斤白菜,半斤牛百叶,100克猪瘦肉,蜜枣适量。

制作方法:白菜洗净,梗、叶切开;猪瘦肉洗净,切片,加调味料稍腌;牛百叶放入开水中浸2~3分钟,刮去黑衣,洗净,切梳形,干水。把白菜梗、蜜枣放入开水锅内,大火煮沸后,小火煲1小时,放入白菜叶再煲10分钟,放入猪瘦肉片及牛百叶再煲沸,调味,取适量食用。治燥热干咳痰少及秋季口、鼻、唇干燥。

冬季"小人参"——萝卜

萝卜名称的由来

萝卜原产于我国,本名莱菔。从谐音的角度来说,莱菔又有"来福"之意,故民间认为,常吃萝卜,可以福气多多。萝卜品种极多,我国各地均有种植。谈起萝卜,不少人认为,这只是餐桌上的一道菜。然而事实并非如此,萝卜其实是可以药食两用的。

萝卜的中医功效

民间流传有"萝卜上市,医生没事""萝卜进城,医生关门""萝卜一味,气煞太医""吃着萝卜喝着茶,气得大夫满街爬""莱菔上了街,药房把嘴噘"等说法,极言萝卜有益于健康。

从中医来看,萝卜其味辛、甘,性凉,入肺、胃经,有顺气消食、止咳化痰、除燥生津、散瘀解毒、清凉止渴、通利大便的功效。萝卜若久煮,则辛凉大减,而偏于滋润;生用则辛凉力强。

为什么冬天吃萝卜赛人参?

俗话说"冬天的萝卜赛人参"。冬天阳气闭藏,萝卜可潜阳。冬天吃萝卜,能敛降浮火,最有助于阳气向下闭藏。萝卜是冬季上市的,人可借萝卜收藏机体的阳气,以顺应天地四时的阴阳变化,使身体更健康。

哪些人适宜吃白萝卜？

咳嗽多痰或痰咳失音者；食积不消、胃满肚胀、胃酸过多、肠炎腹泻、便秘者；高血压病、高脂血症、动脉硬化者；脂溢性皮炎；饮酒过量、宿醉未解者。

哪些人不宜吃萝卜？

萝卜为寒凉蔬菜，阴盛偏寒体质者、脾胃虚寒者不宜多食。胃及十二指肠溃疡、慢性胃炎、单纯性甲状腺肿、先兆流产、子宫脱垂等患者少食萝卜。

药膳

原料：南、北杏仁各 7 克，白萝卜 500 克，猪肺 1 具。

制作方法：白萝卜去皮洗净切小块，猪肺洗净切小块，猪肺先放沸水氽烫一下，然后都放入锅中，加水煮熟即可。

功效：治疗秋燥引起的肺部不适、干咳，对阴虚、久咳不愈也有疗效。

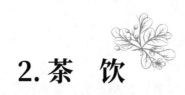

2. 茶 饮

土贡梅煎——酸梅汤

酸梅汤古来即为上好的夏日饮品。清代经御膳房改进成为宫廷御用饮品，所谓"土贡梅煎"即是。因其清热解暑、祛痰止咳、辟疫、生津止渴的功效，被誉为"清宫异宝御制乌梅汤"。酸梅汤做法其实比较简单，自己在家里面就可以做，比外面买的要更加天然一些，喝完以后效果也可以更好，今天我们就给大家介绍一下酸梅汤怎么做。

原料：乌梅 18 克，甘草 10 克，陈皮 9 克，荷叶 3 克，桂花 2 克，冰糖 25 克。

熬制方法：①先将乌梅洗净，可以多洗几遍把乌梅上的药材味稍稍洗去，放入砂锅中备用。②甘草、陈皮、荷叶洗净，一同放入砂锅中。③在锅中加入适量的冰糖（根据个人口味可以适当调整），加入水，中火煮开后转小火，慢慢熬煮一个小时，将桂花或玫瑰花放入锅中，焖煮一会，然后关火，晾凉，用漏勺将原料全部滤掉，然后就可以饮用了，也可以冰镇之后饮用。

适宜人群：从中医上来讲，肝火旺的人更宜多吃乌梅。它不但能平降肝火，还能帮助脾胃消化、滋养肝脏。另外，乌梅还是天然的润喉药，可以温和滋润咽喉发炎的部位，缓解疼痛。

夏日饮料——百合饮

夏季天气炎热，很多人喜欢喝冷饮降温解暑，特别是喝冰镇的可乐，这种方法非常不可取。中医讲，夏季与人体阳气相应，人的肌肤腠理疏松，汗孔扩张，阳气外展，而此时如果贪凉食用雪糕和冷饮，就如同引狼入室，虽然当时很清爽解渴，但是却损伤了人体阳气，并且将阴寒之气关在了身体之内，这就为健康埋下了隐患。

其实，夏季解暑我们大可不必去"饮鸩止渴"，生活中有很多食材都具有清凉解暑、生津止渴的功效，比如乌梅、西瓜、绿豆、冬瓜等。

大家可以自制一款清爽可口的夏日饮料——绿豆莲子百合饮。

原料：百合（干）25克，莲子（带心）50克，绿豆50克，冰糖20克。

制作方法：先将绿豆用清水浸泡2小时以上，莲子洗净备用，百合洗净后掰成片备用；再将泡好的绿豆加水用大火煮沸，直至煮到绿豆炸开后转小火，加水并加入莲子继续熬煮；最后小火煮约10分钟后加入冰糖和百合片调味，一边煮一边搅拌，冰糖完全化开后即可关火，放凉后就能饮用。

中医认为绿豆性凉、味甘，具有清热解毒、消暑除烦、止渴健胃的功效，能预防中暑，治疗食物中毒等。《随息居饮食谱》中记载："绿豆甘凉，煮食清胆养胃，解暑止渴……利小便，已泄痢……"所以，自古以来绿豆都被当作解暑利器，每到夏季，绿豆汤更是家庭常备的清暑饮料。

莲子中间所带有的青绿色胚芽，被称为莲子心。《温病条辨》中说莲子心"由心走肾，能使心火下通于肾，又回环上升，能使肾水上潮于心。"在中医理论中，心主火，肾主水，而莲子心可以助心火往下走、肾水往上走，这就起到了很好的"灭火"作用。百合性微寒，可入心经，因此可以起到清心除烦、宁心安神的作用。百合、莲子、绿豆相互为用，再也没有比它们更解渴的饮品了。像可乐之类的冷饮，虽能解一时之快，但却治标不治本，饮用后反而会觉得口发黏，更加口渴。而只有从"心"的角度灭掉火源才能从根本上解决问题。

解酒良方——葛花解酒茶

古往今来，酒对于中国人而言，不仅是一种生活习惯，更是一种文化和审美活动。中国人饭局上永远不缺少酒的助兴，不管你能不能喝，在领导、客户、长辈面前也不得不喝。更是在一声声"感情深、一口闷""不喝不给面子"中连连举杯，最后喝了个烂醉如泥。醉酒后的人，往往不受自己控制，容易丑态百出，打架骂人、上吐下泻、露宿街头，甚至于酒驾。

贪图一时酣畅饮酒，后果却不能承受，不要以为小酌怡情、喝多伤身，其实这种说法并不正确，只要你饮酒就会伤害身体。

2014年世界卫生组织就把喝酒定义为一类致癌因素，而经常喝酒更被公认是肝癌诱因。

道理都懂，但是遇到躲不掉的酒局怎么办？有没有一样东西可以起到解酒的功效呢？

不妨试试这两款饮酒必备的茶饮。

名称：解酒茶。

原料：竹茹 10 克，罗汉果 10 克，青皮 10 克，肉豆蔻 15 克，菊花 10 克。

制作方法：将上述药物打成粉末，混匀后每次装入茶袋中 5 克，饮酒前用热开水冲服 1~2 袋。

功效：可以很好地缓解喝酒后的不良反应，减少醉酒后出现的头痛、眩晕、口干现象。

名称：不醉茶。

原料：葛花 15 克，枳椇子 10 克，桑椹 10 克，佩兰 5 克，车前子 8 克。

制作方法：将上述药物打成粉末，混匀后每次装入茶袋中 5 克，饮酒时用热开水冲服 2 袋。

功效：健脾消食，行气解酒，可以保护胃肠道，减少醉酒反应。

消脂瘦身——降脂茶

你是否有过这样的经历：早上起来眼睛浮肿，舌头两边有很多齿痕，头昏脑胀，浑身没有力气，小腿酸困，大便黏马桶，严重时皮肤上还会起疹子……

这是怎么回事呢？从中医的角度来讲，这些症状的出现是体内湿气过盛的表现。千万不要小看湿气，有句古话叫"千寒易除，一湿难去"。湿邪不去，吃再多的补品、药品都如同隔靴搔痒，身体明明很虚却无法很好地吸收营养。

体内长期有痰湿，造成瘀滞，容易形成高血压、高脂血症、脂肪肝、皮下长脂肪瘤等，另外特别爱睡觉。

对于这种类型的亚健康人群来说，大多属于痰瘀型肥胖，减肥的重点在于化瘀、消痰、降脂。

名称：降脂茶。

原料：荷叶 15 克，决明子 8 克，玫瑰花 8 克，红曲 8 克，泽泻 6 克，茯苓 8 克，薏苡仁 10 克。

制作方法：将上述药物打成粉末，混匀后每次装入茶袋中 5 克，每天早晚饭前各饮用 1 袋。

功效：①降血压，降血脂；②顺气，化痰，化瘀，排毒；③有很强的降脂减肥功效。

健脾养胃——化湿茶

脾胃为人体气机升降的枢纽，脾胃气机调畅，升清降浊功能正常，则头目清灵；若脾胃虚弱则清气不升、浊气不降，易出现头脑困乏、四肢困倦的症状。所以，春季可以饮用健脾化湿茶，健运脾胃。

名称：化湿茶。

原料：茵陈 10 克，党参 15 克，白扁豆 10 克，茯苓 15 克，桑叶 10 克，炒麦芽 10 克。

制作方法：将上药打成粗粉，装入茶袋，冲入沸水，焖 20 分钟后饮用，可以反复冲泡。有条件的煮水更佳。

功效：①健脾胃，促进食欲；②醒脑清目，调理头部发胀、全身困倦。

清新口气——化浊茶

口气这事儿应该很多人都深有体会，它简直就是会呼吸的痛，只需一秒，直接毁掉小清新形象。

但是很多情况下有口臭的人并不自知。这是为什么呢？首先，口腔中散发出来的味道，其实很难被鼻腔吸入。其次，就算被自己闻到口腔中的味道，时间久了也就麻痹了。中国古代就有"入芝兰之室，久而不闻其香。入鲍鱼之肆，久而不闻其臭"的说法，正是这个道理。

不过这事儿不痛不痒，对自己又没什么太大影响，导致很多人轻视了它的存在。实际上，口气可能意味着身体出问题了。

一般来说，自己搞不定的口气都是病理性的。病理性口气大多来源于口腔，也叫口源性口臭，就是牙周病、蛀牙等一些口腔疾病引起的，只有治好了病才能去除口气。口腔外的原因引起的就是非口源性口臭。非口源性口臭就得考虑鼻窦炎、扁桃体炎、胃溃疡、十二指肠溃疡等。

中医认为口中气味异常，可责之于多个脏腑，如肺、脾、胃积热或食积不化等，均可导致口臭，脾虚可引起口甜等。

体质强壮、神清气爽、口舌生香是人体正常脏腑功能活动的外在表现，反之则会出现口臭等病理表现。口臭多由火热之邪犯胃、过饱伤胃、食物停滞胃脘等引起，还常兼有口渴、口舌生疮、牙龈肿痛、脘腹胀痛、不思饮食、嗳气吞酸等症状。因此清热消食、健胃化浊就可以帮助消除口臭啦！

名称：清新口气茶。

原料及制作方法：藿香 10 克，薄荷 8 克，金银花 6 克，茉莉花 6 克，苍术 6 克，炒谷芽 6 克，一起煮水饮用。

功效：可以芳香化浊、清热消积。这款茶不仅能清新口气，还对肥胖人群十分友好，有减肥消脂的作用。

养肝补血——调经茶

大家都知道女子以肝为先天，肝藏血，肝血充足，则月经规律，而对于来月经的女性来说，却不是什么茶都适合，如果在月经期间喝错了茶，反而百害而无一利。那么女性来月经喝什么养生茶好呢？

名称：枸杞大枣茶。

原料及制作方法：将枸杞 10 个，大枣 6~8 个，生姜 3 片，一起煮水饮用，可以加入红糖调味。

功效：枸杞有补肝滋肾、润肺止渴、宁心安神的作用；大枣有补中益气、养心润肺、生津的作用。两者共用能非常好地补气养血，加入红糖还有散寒止痛的作用。

名称：益母草红糖茶。

原料：将益母草、香附适量，放入沸水中，小火煮 20 分钟，加入红糖调味。

功效：益母草有调理血气的作用；香附能调经止痛。对于瘀血导致的闭经、痛经、月经不调，都可以使用。

名称：当归川芎茶。

原料及制作方法：将当归 12 克，川芎 8 克，益母草 15 克，混合后磨碎，用沸水冲泡或放入锅里煮即可。每日 1 次，连服 5 天。

功效：当归具有补血活血、调经止痛、润燥滑肠的作用；川芎具有活血行气、祛风止痛之效，所以这款茶非常适合气血不足、月经不调、痛经的女性。

养肝明目——枸杞茶

长时间看手机，过度用眼，眼睛干涩怎么办？养肝明目茶来帮忙。

过度用眼不仅仅伤害眼睛，还有肝所藏之气血。我们的眼睛之所以能看到东西，不仅仅依靠眼睛的视觉作用，还需要气血的濡养作用。肝开窍于目，肝藏血，可将气血上承眼睛，而能看清外界事物，眼睛与肝藏血关系密切，也与五脏之精气相关。

护眼建议：避免长期使用手机、电脑等电子产品，多参加户外活动，周末建议户外活动在 2 小时左右；做眼保健操或眼部热敷按摩，给眼睛做个温热湿敷（温度在 40°左右），或用搓热的双手掌心轻轻地放在眼睛上，反复几次，促进局部血液循环。

名称：养肝明目茶。

原料：枸杞 10 克，菊花 8 克，桂圆 8 克，桑叶 6 克，麦冬 6 克，夏枯草 6 克。

制作方法：将上药打成粗粉，装入茶袋，冲入沸水，闷 20 分钟后饮用，可以反复冲泡。有条件的煮水更佳。

功效：可以养肝明目、滋补气血。这款茶不仅能改善眼睛干涩，对亚健康人群也十分友好，有补气养血的作用。

注意：脾胃虚寒、易腹泻等人群不宜长期服用本茶。

解腻茶饮——消食茶

每逢聚会或过节，大家都会享用丰盛的美食，可是大鱼大肉吃多了，胃肠难免遭殃，为避免聚会或过节期间因吃得油腻过多、运动量过少，而出现消化不良、腹胀、食欲不振等不适症状。在享用美食的同时，可以适当搭配一些解腻食物。

名称：莱菔茶。

原料：莱菔子 15 克，麦芽 15 克，神曲 8 克。

制作方法：冷水清洗后过滤，加水煎煮 15 分钟后当茶饮用。

功效：消食化积，可消米面及肉食积滞。

名称：焦米茶。

原料：大米 30 克或大麦 30 克。

制作方法：将大米在锅里炒出焦香味后泡水饮用；或用大麦炒香后泡水饮用，都是很好的消食饮品。

功效：健脾养胃以助消化。

此外，感到油腻的时候，适当喝点醋可以助消化。醋含有挥发性物质及氨基酸，能促进消化液分泌，从而增强消化功能。

名称：山楂陈皮茶。

原料：炒山楂 15 克，陈皮 10 克，炒谷芽 10 克，冰糖或蜂蜜适量。

制作方法：加水 1000 毫升左右，水开后煎煮 10~15 分钟即可。

服法：少量频服代茶饮用。

功效：这款茶饮酸甜可口，具有消食化积、开胃进食的作用。

山楂擅长消除食肉过多引起的积滞，炒麦芽则擅长消除米面等谷物摄入过多引起的积滞。

清宣肺气——止咳茶

我们的肺是一个很娇气的脏器，它特别爱干净，哪怕沾上一点点脏东西，也一定要咳出来。有时候我们会发现，带孩子在马路边遛弯，孩子回家以后，往往会咳几声。这是因为在城市里越接近地面灰尘和污染物越多，孩子吸了脏东西在肺里，需要咳出来。空气污染或刮风的天气，有些人出门回家也容易出现这种干咳。像这种咳嗽，千万别急着去止住它，否则容易引起炎症。本来是干咳，过几天就生出痰来了，严重的还可能引起肺炎。

像这种情况，我们可以用鱼腥草加梨皮煮水来调理。

名称：鱼腥草梨皮水。

原料：鱼腥草 10~30 克，鲜梨 2 个。

制作方法：①把鲜梨放在加面粉的清水中泡 10 分钟，清洗干净；②削下梨皮，与鱼腥草一起用沸水冲泡，焖 10 分钟后当茶饮用，有条件的煮水更佳（冷水下锅，水开后煮 1 分钟，不要久煮）。

功效：①调理吐黄痰的热性咳嗽；②清肺热，消炎，化痰止咳。

慢性咳嗽、痰多，调理时要根据颜色来分寒热。颜色黄是热痰，颜色白是寒痰。如果痰色一直是白的，可以喝陈皮橘络茶。

"久病入络"，长期咳嗽有痰，说明络脉必有痰湿。络脉非常细小，难以疏通，而橘络就有这个疏通络脉的能力，能助力陈皮化痰止咳。

如果是受风受寒后引起的咳嗽，我们可以服用祛风散寒的紫苏茶。

名称：紫苏茶。

原料及制作方法：紫苏 10 克，法半夏 10 克，生姜 10 克，水煎服，能化痰止咳。

功效：①调理受凉引起的寒性咳嗽；②宣肺散寒，降气化痰止咳。

驱寒暖身——防感茶

夏季的天说变就变，刚才还晴空万里，一会儿就大雨倾盆，经常弄得人措手不及，好多人淋雨涉水后会出现怕冷、打喷嚏、流清水鼻涕或咳嗽等症状。家里没有药怎么办呢？不要慌，可以到厨房找一找，准能找到防寒抗感冒的好帮手——生姜，这时切片生姜含嘴里，不一会儿胃里就能升起一股暖意，身上就会微微冒汗，所以古人说"夏吃姜"真的有一定的道理。在找生姜的同时，我们也可以找点葱白，即大葱连着葱须白的部分，需 3 段左右，配合适量的红糖，一起来制作我们的防感茶，抵御风寒感冒。

名称：防感茶。

原料：苏叶、生姜、葱白各 6 克，红糖 15 克。

制作方法：将苏叶、生姜、葱白煮水 15 分钟即可，不可煎煮时间过长，放入适量红糖，便可趁温热饮用。饮后避风，可服用少量温热米粥，微微以助发汗。

功效：此方具有发汗解表、祛寒健胃的功效，可预防感冒，也可用于治疗恶心、呕吐、胃痛、腹胀的胃肠型感冒。

如果你惧怕生姜的辛辣味道，又想散掉淋雨带来的寒湿之邪，我们可以取生姜、艾叶、花椒煮水泡脚，或热敷颈肩腰膝部位，以身上微微出汗为佳。这个方法简单实用，不妨一试。

清肝平肝——降压茶

高血压患者在平时生活当中除了按照医嘱规律服药以外，还可以根据自身情况选择一些中药代茶饮，长期坚持对血压的平稳控制有较好的疗效。

名称：菊槐饮。

原料：菊花 10 克，槐花 10 克，绿茶 3 克。

制作方法：三味共放茶杯内，冲入沸水，加盖浸泡 10 分钟即可。可多次加开水，每日 1 剂。

功效：菊槐茶有平肝祛风、清火降压的作用，对早期高血压引起的头痛、头晕、目赤肿痛等效果较佳。

名称：二子茶。

原料：决明子 50 克，枸杞 15 克，冰糖 50 克。

制作方法：将决明子略炒香后捣碎，与枸杞、冰糖共放茶壶中，冲入沸水适量，盖闷 15 分钟后代茶频频饮用，每天 1 剂。

功效：益肝滋肾、明目通便，适宜于高血压引起的头晕目眩、双目干涩、视物模糊、大便干结等症状。

名称：夏枯草降压茶。

原料：夏枯草 10 克，菊花 12 克，枸杞 10 克。

制作方法：将上述药物洗净，放入茶壶中，用沸水冲泡后代茶饮。每日 1 剂，不拘时饮服。

功效：夏枯草降压茶有清热平肝、利尿降压的作用，适用于高血压头痛、头晕目眩等症。在饮用过程中应经常测量血压，以免血压相对过低而引起头昏。

治疗心中悸动的茶饮——止悸茶

心悸是以心中急剧跳动、惊慌不安为主的临床病症，多因外感或内伤，致气血阴阳亏虚，心失所养或心脉不畅，引起症状。日常生活中，心悸患者应保持精神乐观，情绪稳定。不宜过度劳累，生活尽量规律。饮食有节，宜进食营养丰富而易消化吸收的食物，宜低脂、低盐饮食，可配合茶饮进行治疗。

名称：枳壳宽胸茶。

原料：枳壳 20 克，当归 15 克，白术 10 克，龙眼肉 20 克，瓜蒌 5 克。

制作方法：将上药研末，每日 10 克，袋装，同煮代茶饮用。

功效：心悸气短，心胸痞闷胀满，痰多，食少腹胀等症。

名称：红参大枣茶。

原料：红参 6 克，大枣 6 个，甘草 3 克，当归 3 克，红糖 20 克。

制作方法：把红参、大枣、甘草、当归同放砂锅内，加适量清水，用中火烧沸后用小火煎煮 40 分钟，加入红糖调匀即成。代茶饮用。亦可将党参、大枣用水洗净后，同煮代茶饮用。

功效：心悸怔忡，胸闷不舒，心痛时作或形寒肢冷等症。

名称：丹参红花茶。

原料：丹参 6 克，红花 5 克，檀香 5 克，白糖 20 克。

制作方法：将丹参、红花、檀香放入炖杯内，加入清水 200 毫升，置武火上烧沸，再用文火煎煮 30 分钟。去渣留汁，加入少量白糖冲泡即可代茶饮用。

功效：心悸胸痛胸闷，痛处固定，唇舌紫暗，食欲不振等症。

名称：枣仁枸杞茶。

原料：酸枣仁 10 克，枸杞 12 克，桂圆肉 9 克，大枣 8 个，茯神 5 克，白糖适量。

制作方法：把酸枣仁、枸杞去杂质洗净，大枣去核，与桂圆肉共放入锅内，加适量清水，上火烧沸，用小火煎煮约 25 分钟，加入白糖调匀即成。去渣留汁，代茶饮用。

功效：心悸气短，失眠健忘，易恐善惊等症。

注意

1. 凡年老体虚者、慢性病患者应用药茶时，应长期、少量地饮用，不宜一次大量饮用。

2. 药茶应当日冲泡，当日饮用，次日洗净杯具后再行制作药茶。

预防近视的茶饮——防近茶

名称：桑菊谷精茶。

原料：桑椹15克，菊花、青葙子、谷精草、草决明、菟丝子各10克。

制作方法：①水煎代茶饮；②共研为细末，开水冲泡当茶饮。

功效：近视，可兼见头晕目眩，久视眼部不适，手足心热。

名称：参茯远志茶。

原料：党参、茯苓各15克，石菖蒲、远志各6克，陈皮3克。

制作方法：共研粗末，开水冲泡当茶饮。

功效：近视，兼见肢体困倦、气短懒言、食少体瘦。

注意

1. 凡年老体虚者、慢性病患者应用药茶时，应长期、少量地饮用，不宜一次大量饮用。

2. 药茶应当日冲泡，当日饮用，次日洗净杯具后再行制作药茶。

3. 服用药茶，贵在坚持，一般应连续服用1~2个月。

治尿频的茶饮——菟丝子茶

老人夜尿频多主要是肾气不固、身体虚弱所致。治疗以滋肝补肾、固精缩尿为主。临床采用菟丝子茶治之，效果良好。

原料：菟丝子15克，地肤子、山药各10克。

制作方法：水煎服，每日1剂。7剂为1个疗程。一般服药1~2个疗程可获显效。

功效：方中菟丝子味甘、辛，性温，归肝、肾、脾经，可滋补肝肾、固精缩尿、养肝明目、温脾止泻；地肤子味甘、苦，性寒，归肾、膀胱经，能清热利湿、除湿止痒，用于治疗小便不利、淋沥涩痛等；山药性平、味甘，归肺、脾、肾经，不燥不腻，具有健脾补肺、益肾固精的功效。

《神农本草经》将菟丝子列为上品。菟丝子既可补阳，又可益阴，具有温而不燥、补而不滞的特点。

《神农本草经疏》记载菟丝子"为补脾肾肝三经要药。主续绝伤，补不足，益气力，肥健者，三经而俱实则绝伤续而不足补矣……久服明目轻身延年者，目得血而能视，肝开窍于目，瞳子神光属肾，肝肾实则目自明，脏实精满则身自轻，延年可必矣。"

现代药理研究表明，菟丝子含有黄酮类、多糖类和生物碱、甾醇、蒽醌等成分，用于治疗阳痿遗精、腰膝酸软、脾肾虚泻、遗尿尿频、消渴等症。山药是药食同源的滋补佳品，特别适合冬季食用。《本草纲目》记载：山药具有"强筋骨、泄精健忘、益肾气、健脾胃、止泄痢、化痰涎、润皮毛。"三药合用，共奏补益肝肾、固精缩尿之功效，适用于肝肾不足、腰膝酸软、阳痿遗精、遗尿尿频患者。

缓解便秘的茶饮——双子仁茶

便秘在老年人群很普遍。有数据显示，大约每 3 位老人中，就有 1 人遭受便秘的困扰。年老体弱者往往有运动量少、脾胃功能减弱的问题，进一步造成机体气机不畅、肠道干涩。若长期使用刺激性泻剂，可能因损伤结肠、直肠肌而降低肠道肌肉张力，反而加重便秘。建议便秘老人采用理气润肠的治疗原则，可以服用双子仁茶来改善症状。

原料：决明子 6 克，莱菔子 6 克，火麻仁 6 克。

制作方法：药品混合后捣碎，放入茶缸中，开水冲泡 20 分钟即可。每日 1~2 次，可连续服用 2 周。

功效：决明子归肝、大肠经，具有清肝明目、润肠通便的作用。莱菔子归脾、胃、肺经，具有消食除胀、降气化痰的功效。火麻仁归脾、胃、大肠经，具有润肠通便、润燥杀虫的功效。三味药物合用，可清胃润燥、下气通便。

便秘老人生活中还应注意，参加力所能及的运动，如散步，可增强胃肠蠕动功能；养成良好的排便习惯，坚持每日晨起排便一次；摄入粗纤维粮食和新鲜蔬菜瓜果；保持好心情，良好的心理状态有助于建立正常的排便反射。

治疗体虚的茶饮——黄芪茶

凡是中医认为气虚、气血不足、中气下陷的情况，都可以用黄芪。平时体质虚弱，容易疲劳，常感乏力，往往是气虚的表现。脱肛、子宫下垂这些病症也常被认为是"中气下陷"，有这些症状的人，服用黄芪可升提中气。

自古就有"大寒大寒，防风御寒，早喝人参黄芪酒，晚服杞菊地黄丸"之说。黄芪可以益气固表，可以利水，也可以托毒生肌。服用黄芪的时候再配些枸杞，效果更好。枸杞性平，味甘，具有滋补肝肾、益精明目的功能。最适合服用枸杞的是肝肾阴虚、双目干涩的人群。

原料：黄芪 30 克，枸杞 15 克。

制作方法：取黄芪 50 克，煎汤以后，加入枸杞及粳米，用黄芪水熬粥；或上两味水煎后代茶饮用。对气血虚弱的人效果更佳。

功效：补益气血，补气升提。

调理月经的茶饮——调经茶

女性月经周期一般为 28~30 天。提前或延后 7 天以内仍属正常范围，周期长短因人而异。但是如果超出 7 天后还没有来月经，即为月经推迟。月经推迟主要考虑两个方面的原因，首先是妊娠，其次是月经不调。对于月经不调，中医专家推荐了一款调经茶。

原料：川芎 3 克，红花 3 克，玫瑰花 6 克。

制作方法：将上药打成粗粉，装入茶袋，冲入沸水，闷 20 分钟后饮用，可以反复冲泡。有条件的煮水更佳。月经前一周当茶温服。

中医认为经水出诸肾，指出月经病和肾功能有关，和脾、肝、气血、冲脉、任脉、子宫也相关。痛经主要分为两种：一是虚证，即"不荣则痛"，是由于气血虚弱或肝肾亏损造成的，这类人平时应注意调补，补气养血或滋补肝肾。二是实证，即"不通则痛"，是由于气血运行不畅造成的，这类人宜活血化瘀。对于实证之月经延迟，可以用以上药茶进行调理。

川芎具有活血行气、祛风止痛等功效，是著名产后方剂生化汤中重要的一味中药。唐代《日华子诸家本草》中有着很高的评价：补五劳，壮筋骨，调众脉，破癥结，祛宿血，养新血，以及排脓消瘀血。但是川芎性味偏于温窜，月经过多、有出血性疾病者及孕妇需谨慎使用。川芎剂量大时常有头晕、欲吐等症状，须加注意。红花更有活血通经、消肿止痛、美容祛斑等功效，对妇女痛经、月经不调也有明显效果，是中老年长寿、中青年妇女保健之佳品。另外，中医认为肝脏具有"统血，藏血，运营周身之血"的功能。肝藏血，因此调理月经得从肝入手。只有肝血充足，肝气调达，才能保证女性月经周期的正常。因此要配伍玫瑰花疏肝理气，调理女性月经前或经期出现情绪上的变化，因玫瑰花具有活血散瘀的作用，经期服用剂量不宜过多。

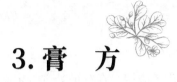

3. 膏　方

细说膏方史

古人云："万物皆生于春，长于夏，收于秋，藏于冬，人亦应之。"所以中医常常建议在冬季运用膏方进行补养，这样既可以及时补充人体的气血津液，抵御严寒的侵袭，又可使来年少生病或不生病，从而达到事半功倍之效。人人都知道吃膏方的好处，但您知道膏方发展的历史渊源吗？

（1）起源

膏方在我国有近 2000 年的悠久历史。起于汉唐，在《黄帝内经》中就有关于膏剂的记载，如马膏，主要供外用。东汉张仲景《金匮要略》记载的大乌头膏、猪膏发煎是内服膏的最早记载。

（2）发展

南北朝时期，陶弘景在《本草经集注》中对膏药的制作做了详尽的说明，提出以治病的需求来确定剂型和给药途径的理论。详细地阐述了制膏的几大要点：① 首先尽量浸取药的有效成分；②煎煮时间相对要长，并用猪脂为黏稠收膏剂；③ 若膏剂在内服的同时需要外敷，则可将制膏的药渣用来外敷病处，以尽药力而不浪费。这些论述可以说为现代制膏工艺奠定了基础。

唐代孙思邈的《备急千金要方》中膏方的制剂有水煎去渣，取汁，浓缩及内服的特征。如金水膏，功效润肺化痰，将药味水煎去渣后浓缩，加炼蜜收膏。这与现代膏方的熬制方法及过程已经基本相同。到了宋金元时期，无论滋补还是治疗所用，"膏"和"煎"已不刻意区分，膏方的叫法由"煎"逐渐向"膏"过渡，并以内服为主。

（3）成熟

膏方发展至明清，已进入成熟阶段。"膏"已发展为中医药剂的一大剂型。其标志为正规命名，规范制作，数量繁多，运用广泛。膏方成为汲取膏方补益润养之长、专事滋补调治的中医防病治病方法，在临床运用更加广泛。

（4）繁荣

膏方在近现代得到广泛应用，在辨证处方、定制加工等方面日趋成熟。许多中医名家进一步发展了以膏方防治疾病的方法，积累了丰富的经验。并且现代研究发现，冬令进补膏方，可起到调节免疫、加强人体免疫功能、增强人体抗氧自由基等作用。膏方这种因人、因地、因时制宜的治未病养生方式深受百姓欢迎。

进补选膏方，防病强体保健康

俗话说"冬季进补，来年打虎"，怎么进补呢？膏方就是一个很不错的选择。秋末和冬季，是服用膏方的最佳时节，因为此时人体的阳气内收，消化吸收能力最强，我们在这个季节进补，可以为来年阳气的升发打好基础，预防疾病的发生，改善我们的体质。

什么是膏方呢？

膏方，又叫膏剂，以剂型为名，属于中医里"丸、散、膏、丹、酒、露、汤、锭"八种剂型之一，由汤药（煎剂）浓缩演变发展而来。其具有体积小、含量高、便于服用、口味甘甜等优点，有很好的滋补作用，是冬季养生的好方法之一。

"三斤药材一两膏，三煎三煮百病消"，膏方又称"煎膏""膏滋"，指的是由中医望、闻、问、切后，将几十种中药一起煎煮，反复浓缩药液，再加进胶性药物、糖或蜂蜜熬成的一种半固体状的药膏。膏方的使用已有千年的历史。

膏方不同于其他剂型直接治病，而是以扶正补虚、补益五脏气血为主，通过进补来调治身体，增强机体的抗病能力，讲究的是慢调，特长是调补，所以更适合补益虚损。

什么人适合服用膏方呢？

1）慢性病患者

慢性病患者冬季采用边补边治的方法，可促进治疗效果，加快康复。不但内科患者可以服用膏方，外科手术、产后、大病、重病后，或者慢性消耗性疾病恢复期，亦适合膏方调养。

2）亚健康人群

现代社会，人们工作、生活压力和劳动强度都很大，精神紧张、过度用脑、熬夜加班，以及不良的生活习惯等，造成人体生理功能出现异常，使机体处于亚健康状态，需要适时整体调理。

3）中老年人

中老年人身体的各种功能随着年龄的增长逐渐衰退，精、气、血逐渐消耗，机体各脏腑功能逐渐下降，常出现头晕目眩、腰膝酸软、耳鸣耳聋、神疲乏力、失眠健忘等症状。此时膏方进补，能补肾填精、补益元气，有助于增强体质，改善脏腑功能，提高生活质量，达到健康长寿的目的。

4）女性

女性经过经、带、胎、产的损耗，多脾肾虚弱、元气不足；加之现代女性不仅要面对家庭的压力，还要面对工作的压力，多出现肝脾不调的症状，容易面色晦暗、长斑、长皱纹、脱发、月经不调、失眠多梦、情绪不稳定。女性通过服用膏方，调理气血，不仅能美容养颜，还能改善肝、脾、肾等脏腑功能，增强体质。

5）体质虚弱的儿童

小儿根据生长需要可以适当进补，尤其是反复呼吸道感染、久咳不愈、厌食、贫血等体虚的患儿宜于调补。体质虚弱的小孩吃膏方，能使脾胃健运、气血旺盛，能增强免疫力，有助于健康成长和发育。

膏方服用知多少？

（1）服用膏方的注意事项

膏方的成分复杂，每种都有特定的适用人群。不可盲目相信一些宣称包治百病的"万能膏方"，"众人一方"的膏方未必有益，还有可能适得其反。

服用膏方应根据病症需要，辨证立方，因人制宜、因病制宜。

（2）膏方的保存方法

制好的袋装膏方适合放在 2~8 ℃的冰箱保鲜层中。如果为罐装的膏方，取用膏方的汤匙要保持干燥，以免滋生细菌；每次开盖取用尽量迅速，避免污染。膏方含有丰富的营养，不含防腐剂，次年基本已经失去药效或变质，不建议再继续服用。

（3）膏方的服用方法

1）冲服：取适量膏方，放在杯中，将白开水冲入搅匀，使之溶化，服下。

2）调服：将胶剂如阿胶、鹿角胶等研细末，用适当的汤药或黄酒等，隔水炖热，调好和匀服下。

3）噙化：亦称"含化"。将膏方含在口中，让药慢慢在口中溶化，发挥药效，如治疗慢性咽炎所用的青果膏等。

（4）服用膏方的禁忌

服用膏方的禁忌主要有两个方面：一个和饮食有关，一个和疾病有关。

1）饮食方面

①服膏方期间，不宜饮浓茶、咖啡。

②阳虚有寒者忌生冷。

③阴虚火旺者忌燥热性食物。

④对于脾胃消化能力较弱者，不宜吃油腻或甜腻的东西。

2）疾病方面

若在感冒、发热、腹泻、食积腹胀时，宜暂停服用膏方。因为膏方以补为主，而这些病症，往往先要祛邪或化积，若此时以膏方补益，恐堵邪出路，反使疾病难愈。出现以上症状应及时就诊。治疗痊愈后，再行服用膏方。

膏方功效知多少？

（1）补虚扶弱

凡气血不足、五脏亏损、体质虚弱或因外科手术、产后及大病、重病、慢性消耗性疾病恢复期出现各种虚弱症状的，均应秋冬进补膏方，能有效促使虚弱者恢复健康，增强体质，改善生活质量。

（2）抗衰延年

老年人气血衰退、精力不足、脏腑功能低下者，可以在冬令进补膏方，以抗衰延年。中年人，由于机体各脏器功能随着年龄增加而逐渐下降，出现头晕目眩、腰疼腿软、神疲乏力、心悸失眠、记忆减退等，进补膏方可以增强体质，防止早衰。

（3）纠正亚健康状态

膏方对调节阴阳平衡，纠正亚健康状态，使人体恢复到最佳状态的作用较为显著。在节奏快、压力大的环境中工作，不少年轻人因精力透支，出现头晕腰酸、疲倦乏力、头发早白等亚健康状态，膏方可使他们恢复常态。

针对患者不同病症开列的膏方确能防病治病，如秋梨膏可以治疗秋季咳嗽，消食化积膏治疗小儿的食积，安神膏可以治疗顽固性失眠，阿胶膏可以改善女子气血不足的体质等。甚至对于一些康复期的癌症患者，易反复感冒的免疫力低下的患者，在冬令服食扶正膏方，不仅能提高免疫功能，而且能在体内贮存丰富的营养物质，提升人体正气，抵御邪气，在一定程度上能阻止慢性疾病的发展，增强抵抗力。

膏方趣闻

秋梨膏的故事

魏征是中国史上最负盛名的谏臣，一辈子刚正不阿，即便是面对唐太宗也从未后退半步，而唯一能令他服软的，就是他的母亲。

魏征是一个十分孝顺的人。他母亲多年患咳嗽气喘病，魏征四处求医，但效果甚微，这使魏征心里十分不安。唐太宗李世民知道了，派遣御医前往诊病，处方予川贝、杏仁、陈皮、半夏等几味中药。可这位老夫人却有些古怪，她只喝了一小口药汁，就说药汁太苦，难以下咽，任你磨破嘴皮子的劝说，就是不肯再吃药，魏征也拿她没办法，只好百般劝慰。

第二天老夫人把魏征叫到面前，告诉魏征想吃梨。魏征立即派人去买梨去皮切块，送给老夫人。可老夫人却因年老，牙齿多已脱落，不便咀嚼，只吃了一小片梨后又不吃了。这又使魏征十分苦恼。他想，那就把梨片煎水加糖后让老夫人喝煎梨汁吧。这下可好！老夫人喝了半碗梨汤还舔着嘴唇说："好喝！好喝！"

魏征见老夫人对煎梨汁汤颇喜欢，但光喝煎梨汁汤怎么能治好病呢？因此他在给老夫人煎梨汁汤时顺手把用御医处方煎的一碗药汁倒进了梨汤中一起煮汁，为了避免老夫人说苦不喝，又特地多加了一些糖，熬着熬着魏征也有些疲惫了，他闭目养神了一下。等他睁开眼睛揭开药罐子，谁知药汁便熬而成了膏状，魏征又怕糖块口味不好，就先尝了一点，感到又香又甜，他随即请老夫人品尝，入口即化，老夫人很喜欢吃。谁知老夫人这样吃了近半个月后胃口大开，不仅食量增加了，而且咳嗽、气喘的病也好了。

茯苓膏的故事

《红楼梦》第六十回讲到茯苓膏，就是一料以茯苓为主的膏方："柳家嫂子说道：这是你哥哥昨儿在门上该班儿，谁知这五日一班，竟偏冷淡，一个外财没发。昨儿有粤东的官儿来拜，送了上头两小篓子茯苓膏。余外给了门上人一篓作门礼，你哥哥分了这些。每日早起吃一盅，最补人的。"广东官员不远千里来京城送礼，礼物仅仅是两小篓膏方，可见其珍贵。而在《红楼梦》第六十一回中因为丢失了一小包茯苓膏，就搞得整个大观园鸡飞狗跳，更可见在当时膏方是一种等同于金银细软的贵重之物。

美容养颜膏的故事

清代末期，膏方已成为临床治疗疾病的常用手段。上至宫廷，下至民间，应用甚为广泛。1875 年，慈禧太后在经历丧子之痛后，整日不思饮食、心绪不宁，短短一年之间长期保养的姣好面容也变得萎黄失色，情绪烦躁易怒，每日潮热盗汗、夜寐不宁。御医们收罗古今名方，精心调配，古法炮制，为慈禧太后献上一副膏方，经数月服用后，慈禧太后恢复到"面若桃花，身若少女、精神焕发"的状态，凤颜大悦，自此膏方也成了她每日必服的佳品。

古代滋养气血的臻品——玉灵膏

今天给大家分享一个古代滋养气血的臻品膏方——玉灵膏。本方源自清代王孟英的《随息居饮食谱》，具有补血、益气、安神的功效，能够改善睡眠、滋养心脾，对于因气血不足导致的睡眠不佳、头晕、心慌、易疲劳等症状，都有很好的改善作用。

药物组成：龙眼肉 30 克，西洋参粉 3 克。

制作方法：将龙眼肉洗干净，和西洋参粉按照 10：1 的比例搅拌均匀，置于炖盅。放入锅中隔水蒸，建议蒸制 40 小时，达到这个时间的龙眼肉之热性得以消散，膏方平和。

食用方法：每日早晚挖一小勺玉灵膏放入杯中，开水冲调食用。

保存方法：密封包装后冰箱冷藏保存。

适合服用本膏方的人群具有以下特征。

① 整天没什么精神，睡眠质量不好。

② 经常头晕，蹲下站起来就晕得厉害。

③ 女士生理期月经量少，不规律。

④ 心慌，失眠，莫名的烦躁（血不养心所致）。

⑤ 嘴唇没有血色，指甲脆、易断裂。

⑥ 容易疲劳，手脚凉，到了冬天尤其四肢冷（血液到达不了末端）。

⑦ 有黏膜的地方色泽浅，比如舌头颜色淡、眼睛无神。

出现以上这些情况，都是气血不足导致的，玉灵膏补气血、改善睡眠的效果非常好。如果是痰湿体质或服用补益药物易上火的人群，不宜长期服用。

气血双补——八珍膏

秋冬为人体进补的最佳时节，今天给大家分享传统药膳中的气血双补方——八珍膏。何为八珍呢？珍，即珍贵；八，即由益气健脾经典方四君子汤和补血活血经典方四物汤组成，因两方均有四味中药，极其珍贵，合之称八珍汤。

四君子汤出自中国第一部国家药典——宋代《太平惠民和剂局方》，具有益气健脾之功效。适用于脾胃气虚，面色萎黄，气短乏力之人。现今服用的中成药香砂养胃丸即是在四君子汤的基础上加用半夏、陈皮为六君子汤，再加用行气健脾的木香、砂仁而成。

四物汤最早见于晚唐《仙授理伤续断秘方》，被用于治疗外伤瘀血作痛。现今骨折术后久不愈合的患者用之效果颇著。因其补养气血功用颇佳，又被后世医家用于调理月经，故有"妇科圣方"之赞誉。适用于气血虚弱，月经不调，久病伤口不易愈合的人。本方既补血又活血，补中有活，动中有静，温而不燥，滋而不腻，非常适合长期调养。

药物组成：人参5克，茯苓15克，白术15克，甘草10克，白芍药10克，当归10克，川芎10克，地黄10克。

制作方法：将上述药物按同等比例洗净，经过浸泡、打磨、煎煮、搅拌、浓缩、冷却、收膏等步骤制成。

食用方法：每日早晚挖一小勺八珍膏放入杯子中，用开水冲调食用。切忌冷服。

适合服用本膏方的人群特征：脾胃消化不良，面色萎黄，气短乏力，月经不调，长期营养不良，体质虚弱的老人及亚健康人群。

注意：膏方冷藏后不可冷服，易伤脾胃，影响效果。

补血养颜——固元膏

如今越来越多的人开始注重养生，尤其是在当下寒冷的冬天，很多人都选择食疗进补，固元膏作为冬季食疗的佳品，因其显著的补血功效及香甜的口感，广泛受到当下妇孺的喜爱。那固元膏到底有什么样的功效呢？跟着我们一起了解一下吧！

固元膏也叫阿胶核桃膏，是具有悠久传统的补血养颜佳品，据传是慈禧晚年非常喜欢的一道药膳。"岁尝煮胶，以贡天府。"也有说此方是由唐代杨贵妃所创，常食可以养血润肤，头发乌黑，人称贵妃美容膏。

药物组成：阿胶 10 克，大枣 6 个，核桃仁 15 克，枸杞 15 克，熟黑芝麻 15 克，冰糖 10 克，黄酒少量。

制作方法：将上述药物洗净，经过浸泡、打磨、煎煮、搅拌、浓缩、冷却、收膏等步骤制成。

食用方法：每日早晚挖一小勺调理膏放入杯子中，用开水冲调食用。切忌冷服。

适合服用本膏方的人群特征：因气血偏虚引起乏力，面色萎黄，月经量少，唇甲舌淡，失眠健忘，心悸不宁的人群可服用。

固元膏是用阿胶、大枣、核桃仁、熟黑芝麻、冰糖、黄酒熬制成的，其中最主要的成分阿胶，具有补血养颜之功效。阿胶是驴皮熬的胶质，固摄能力最强，中医讲求取类比象，认为驴子性情倔强，其皮熬出的胶质便具有倔强的固摄能力，有摄血固血、滋阴润燥之功。常用于血虚萎黄、眩晕心悸、各种出血证，但也容易导致气血凝滞，并阻碍脾胃的运化，就是所谓滋腻之品。而大枣偏温，味甘，益脾补中，补而守之。冰糖性凉，味甘，可滋阴，又加上核桃、熟黑芝麻、枸杞，药食同源，润而滋阴液，配伍以谷物为原料进行发酵的黄酒，加强以上滋补之品灵动之性，更有助于消化吸收。

注意：阿胶补血之力虽强，亦存在滋腻碍胃的特性。如果经常腹胀，大便不成形，舌苔白而厚腻的人群，不宜久服。

调理更年期的膏方——甘草小麦大枣膏

"膏"字从"肉"，膏者，脂也，凝者曰脂，现在多指熬制的浓稠汁状物。《山海经》云："言味好皆滑为膏。"膏方历史悠久，早在《黄帝内经》就有膏方的记载，东汉张仲景的《金匮要略》亦有记载。到了明清时期膏方更趋完善和成熟，如"龟鹿二仙膏""茯苓膏"等。近现代膏方在上海、江浙及广州广泛使用，尤其以上海为甚。

甘草小麦大枣汤出自《金匮要略》，"妇人脏躁，喜悲伤欲哭，象如神灵所作，数欠伸，甘麦大枣汤主之。"意思是妇女更年期出现情绪上的各种波动，欲哭不得哭，感觉浑身不舒畅的状态，根据舌脉的变化，可以选用甘草小麦大枣汤治疗。本方中甘草性味甘平，补脾益气养心；小麦性味甘、微寒，养心安神；大枣性味甘温，补中益气养血。后世根据甘草小麦大枣汤为主方进行加减治疗气阴不足的更年期女性，效果颇佳。

药物组成：甘草 15 克，小麦 30 克，大枣 10 枚（切开），枸杞 15 克，山药 15 克，百合 15 克。

制作方法：将上述药物洗净，经过浸泡、打磨、煎煮、搅拌、浓缩、冷却、收膏等步骤制成。

食用方法：每日早晚挖一小勺调理膏放入杯子中，用开水冲调食用。切忌冷服。

适合服用本膏方的人群特征：乏力气短，口燥咽干，情志烦躁或无名低落，烘热汗出，茶饭不思，心神不宁，不能自主，属于心阴不足的更年期女性。

注意：如果平素怕冷，脾胃虚弱，服用生冷之品易腹泻人群，不宜久服。

古代调经第一方——温经方

《金匮要略》中有一首经典的方剂，号称"古代调经第一方"，那就是温经汤。用它治疗月经病，效果极佳，在改善月经的同时，它还有一个神奇的功效，那就是美容养颜，很多服用温经汤的女性都会惊喜地发现不仅改善了月经症状，同时皮肤也变得滋润了，仿佛整个人都变年轻了。

温经汤可以作为女性的美容方，最初是因为有医家在用温经汤治疗不孕症、月经不调时，发现有些患者的手掌皲裂，随着月经状况的好转得到了愈合，皮肤也变得滋润起来。

大家可以观察一下手掌皮肤，一般来说，手掌皮肤滋润、嫩白者，大多月经正常，而手掌皮肤干燥，尤其是指端皮肤粗糙干裂，甚至擦手时沙沙作响的女性，大多有月经不调或闭经。还有些女性，虽然没有手掌皮肤的开裂，但是指甲沟周边的皮肤多毛刺，指甲很脆，易裂、易断，这样的女性也常常伴有月经异常。

古人发现，月经对女人一生的影响太大了，它陪伴也滋养着女性一生中最好的岁月，中医有"女人以血为本"的观点。《黄帝内经》中记载"女子七七，天癸竭……"就是说女人在49岁左右，月经终了，即将进入更年期。人们会发现这个时候女性的肤色就开始变黄、暗沉，就像春夏怒放的花朵进入了秋季，嘴唇干瘪了，皮肤也没有光泽了，手也粗糙了……

"温经汤"具有养血、活血、温经、调经的作用，是女人的美丽方。

什么样的人要用温经汤？

《金匮要略》原文是这样说的，此方主"妇人少腹寒，久不受胎；兼取崩中去血，或月水来过多，及至期不来"。所以女子下焦寒、小腹凉，久久不能受孕，或者崩漏、闭经，这几种情况，温经汤是可以解决的。

温经汤证还有两个关键指征，张仲景已经说了，一个是口唇干燥。不少女性口唇干，颜色淡，甚至干燥、开裂，抹了润唇膏也没用，或感觉疼痛，或有热感。

另一个指征就是手掌，张仲景说"手掌烦热"。如果手的皮肤粗糙了，干燥了，到了冬天手都开裂了，抹了很多护手霜都没有用，连搓手都沙沙作响。还有指甲周围，不断地产生毛刺，有疼痛或发热感。都说手是女人的第二张脸，如果手失去了润泽，整个人也就失去了光彩。

除了这两个主要的特征外，从整体外貌上看，那就是人干枯了，看上去憔悴，没有了女人那种丰润的感觉。丰润和光泽对女人来说太重要啦，一旦没有光泽了，容颜就会显老。

有这些指征的女性，用上"温经汤"以后再看她，脸色变得红润，手脚皮肤也变得滋润了，嘴唇丰盈饱满，头发也变得有韧性、有光泽了，身材更匀称，更有活力，整个人都变漂亮了，这不是名副其实的美丽方嘛！

温经汤药物组成：人参5克，麦冬6克，半夏5克，甘草6克，川芎6克，当归6克，白芍6克，阿胶4克，桂枝6克，丹皮5克，吴茱萸4克，生姜3片。

制作方法：将上述药物洗净，经过浸泡、打磨、煎煮、搅拌、浓缩、冷却、收膏等步骤制成。

食用方法：每日早晚挖一小勺调理膏放入杯子中，用开水冲调食用。切忌冷服。

适合服用本膏方的人群特征：口唇干燥、手掌烦热、面色暗黄、月经不调等。

中医认为"有诸内必形诸外"，皮肤的暗沉、发黄、斑、疹等，都是我们内在的脏腑、气血津液等出现了问题的一些反应，因此想要美丽我们就要从内调出发。

肺肾同补——琼玉膏

琼玉膏，出自《洪氏集验方》，由人参、生地黄、白茯苓、白蜜组成。膏方中重用生地黄滋阴壮水以补肾。白蜜、人参补中润肺。金生水，肾属水、肺属金，生地与白蜜合用，有金水相生之义，足以滋肾阴而润肺燥。《难经·六十九难》中有说：虚者补其母。土生金，土为金之母，脾属土、肺属金，要补肺可以通过健脾达到目的，所以用人参、茯苓益气健脾，以培脾土而生肺金，且茯苓味淡气薄，能化痰涎，用于大量甘寒滋润药中，可使滋而不寒，补而不滞。

药物组成：人参100克，生地黄120克，茯苓100克，蜂蜜100克。

制作方法：将三药小火熬汁，然后用蜂蜜收膏，放入瓷器内备用。

食用方法：每日1次，每次2匙，用开水冲调食用。切忌冷服。

适合服用本膏方的人群特征：肺气虚弱，脾胃偏虚，肺肾阴虚引起的咳嗽、气喘人群。

滋阴润燥的膏方——秋梨膏

霜降一过，气温反复，降雨减少，许多人出现皮肤干燥、口干、鼻干、咽干、咳嗽不停等症状，此时吃梨正当时。秋梨皮薄汁多，酸甜可口，生津润肺效佳。梨除了鲜食以外，炖秋梨糖水，熬秋梨糖、秋梨膏，皆是不错的选择。

秋梨膏的制法始于唐朝，由秋梨和祛痰中药配伍炼制而成，是宫廷里的滋补圣品。可以起到润肺止咳、生津利咽、降火、防治便秘的作用，古代医学文献《本草求原》中有详细记载："取梨汁放在锅中，先以大火，后以小火煎熬浓缩……"

至清代，秋梨膏经由宫廷御医流传至民间，而后辗转走红成为平民小吃。秋梨膏有着浓郁的梨香气，口感醇厚甘香，滋味酸甜，颇受老少喜爱。咽喉不适时吃一勺，嗓子立马舒服很多，而且味道清甜，用来泡水当饮料喝也是不错的选择。

秋梨膏药物组成：砀山梨8个，罗汉果8克，陈皮8克，百合8克，川贝母6克，冰糖适量。

砀山梨生津止渴，化痰润肺；罗汉果清热润肺，止咳，利咽，滑肠通便；陈皮健脾燥湿，理气化痰；百合养阴润肺，清心安神；川贝母清热化痰，润肺止咳。

这几味药材与精选砀山梨按一定比例配制，再精心熬制，取其精华。用心熬制的秋梨膏口感纯正，甜而不腻，只有淡淡的秋梨酸甜味和淡淡的焦糖香气。十分适合追求健康和不喜甜的人群，坚持喝几天嗓子会舒服很多，上火的症状也能减轻不少。

服用方法：空腹直接服用；早餐时加入牛奶、豆浆中饮用；临睡前挖两勺以温开水稀释后服用。

适合服用本膏方的人群特征：咽干、咽痒咳嗽者，尤其是平素吸烟较多者，十分适用。

禁忌：脾胃虚寒，手脚发凉，大便溏泄的人不宜服用。

赶走小肚腩的膏方——茯苓祛湿膏

冬季一到，天气寒冷，人们的味觉增强，食欲大振，恰好到了吃川味火锅及肥甘厚味之品的时节。加之冬季衣物宽松，便于贴"冬膘"。吃着吃着发现，从什么时候开始大腹便便了？身上困重，口中发甜，舌苔厚腻？咦，怎么回事？你可能湿气有点重！

如何祛湿呢？中医讲脾喜燥恶湿，为生痰之源。通过健脾胃之气运化水湿，以达到祛湿的目的。茯苓祛湿膏作为调理脾胃的四君子汤的衍生方，更侧重祛湿的功效。茯苓味甘、淡，性平，归心、脾经，归脾经而有淡渗利湿的功效，又可健脾，治疗脾虚泄泻及水肿等；归心经，可宁心安神，辅助治疗失眠、心悸等症。白术味甘，性温，燥湿健脾，辅助茯苓利湿健脾。党参味甘、微酸，性平，补中益气，健脾益肺。辅以二陈汤健脾胃，薏苡仁祛湿，甘草调和诸药。

药物组成：茯苓 8 克，炒白术 5 克，党参 6 克，甘草 6 克，薏苡仁 8 克，山药 8 克，莲子心 3 克，陈皮 6 克，法半夏 4 克。

制作方法：将上述药物洗净，经过浸泡、打磨、煎煮、搅拌、浓缩、冷却、收膏等步骤制成。

食用方法：每日早晚挖一小勺调理膏放入杯子中，用开水冲调食用。切忌冷服。

适合服用本膏方的人群特征：周身困重，少气乏力，食欲减退，腹部偏胖，舌苔白腻，大便黏腻等。

不宜服用人群：利湿的同时化燥伤阴之力较强，阴虚有热之人慎服之。

助小儿茁壮成长的膏方——健脾助长膏

健脾助长膏的"助长"有两层含义：一是有助于孩子形体上的生长，二是有助于孩子健康上的成长。不但能够健脾和胃、消积除疳、补益气血、益阳助长、促进生长发育，而且还能培土生金、补益肺脾、扶正祛邪、提高免疫力。

药物组成：焦山楂 6 克，神曲 6 克，麦芽 6 克，茯苓 6 克，白术 5 克，砂仁 5 克，藿香 5 克，苏梗 4 克，佛手 5 克，石斛 6 克，芦根 6 克，炙甘草 6 克。

制作方法：将上述药物洗净，经过浸泡、打磨、煎煮、搅拌、浓缩、冷却、收膏等步骤制成。

食用方法：每日早晚挖一小勺调理膏放入杯子中，用开水冲调食用。切忌冷服。

适合服用本膏方的人群特征：一是脾虚型生长发育迟缓，小儿个矮或消瘦，厌食或能吃但吸收较差，面色暗黄，头发细黄，腹痛腹胀，大便干稀不调，磨牙，口臭，盗汗自汗，骨蒸潮热，急躁易怒，食积，疳积等脾胃不和诸证；二是免疫力低，反复易感，咳嗽，哮喘，鼻炎，咽炎，打鼾等呼吸道疾病和过敏性疾病。

改善面色黄暗的膏方——健脾养胃膏

脾胃是健康的"根"，如果脾胃功能不强就会引发很多疾病。

脾胃不好，症状表现如下。

1）面色发黄

面色暗淡发黄，食欲不振，食后腹部易发胀，或有腹泻、大便不成形的症状，可能告诉你脾虚了。如果没有及时健运脾胃，面色就会逐渐"暗黄"，这是因为脾胃为气血生化之源，脾胃虚弱，生成气血不足，不能濡养面色，则面色暗黄，精力不足。

2）鼻头暗淡

当用手触摸鼻头发现鼻尖上有一个小坑，以小坑为中心的鼻头属于脾胃反射区，是反映脾脏生理功能、病理变化最明显的区域，鼻头暗淡说明脾胃功能偏弱。如果鼻头发红是脾胃有热证，表现为特别能吃，但吃完容易饿，口苦黏腻，口舌易生疮等。

3）唇舌色淡、干燥少津

《黄帝内经》中指出，"口者，脾之官也""脾开窍于口"。一般来说，脾胃很好的人，其嘴唇红润、干湿适度、润滑有光。如果一个人的嘴唇干燥、脱皮、无血色，就说明脾胃不好。

4）睡眠不好，睡觉时流口水

古语讲"胃不和，卧不安"。脾胃不好的人，睡眠质量也会降低，出现入睡困难、惊醒、多梦等问题。《黄帝内经》中指出"脾主涎"，这个"涎"是脾之水、脾之气的外在表现。一个人的脾气充足，涎液才能正常传输，帮助我们吞咽和消化，也会老老实实待在口腔里，不会溢出。

5）便秘

正常情况下，人喝进去的水通过脾胃运化，才能成为各个脏器的津液，如果脾胃运化能力减弱，就会导致大肠动力不足，继而造成功能性便秘。

6）精神状态不佳

脾胃运化失常，容易导致健忘、心慌、反应迟钝等。相反，脾胃健运，能让大脑得到滋养，就会神清气爽、思考敏捷。一旦脾气虚弱，"涎"就不听话了，睡觉时就会流口水。

脾胃出了毛病，症状主要可概括成8个字：纳呆（消化不良、食欲不振）、腹胀、腹泻、便溏（大便不成形）。

本膏方用党参甘湿补中、益气健脾为君药；白术、草豆蔻燥湿健脾，助党参健脾为臣；炒三仙、陈皮消食和胃、祛郁滞，木香行气止痛，辛夷、紫苏叶、羌活疏风散寒止痛；共为佐使药。全方健脾消食和胃，脾升胃降之功能正常，运化有力，则胀满除，食欲佳，二便如常，脘腹冷痛尽消。渐则面色红润而有光泽，肌肉丰满有弹性，肌体强健有力。

药物组成：党参60克，白术30克，木香30克，草豆蔻、炒三仙各120克，辛夷30克，陈皮45克，紫苏叶45克，羌活45克。

制作方法：将上述药物洗净，经过浸泡、打磨、煎煮、搅拌、浓缩、冷却、收膏等步骤制成。

食用方法：每日早晚挖一小勺调理膏放入杯子中，用开水冲调食用。切忌冷服。

适合服用本膏方的人群特征：本方可健脾运胃。适用于脾胃虚寒，运化失常所致的消化不良，大便溏薄，或完谷不化，脘腹冷痛胀满，食欲不振等人群。

注意：但此方对素体阴虚之人禁服。

助小儿消食化积的膏方——山楂六物膏

因为宝宝不好好吃饭，睡觉磨牙，消化不良，大便不调，个头小等问题，长期困扰着为宝宝全方位着想的宝妈们。所以妈妈们经常会想方设法给宝宝们吃某消食片、某某茶、某某菌等，但效果不尽如人意。

作为健脾消食的"网红膏方"，山楂六物膏有着怎样的功效呢？一起来了解一下吧。

本膏方中山楂作为君药，口感酸甜，具有消食健脾，活血化瘀，收敛止痢的功效。鸡内金为臣药，鸡内金即鸡胗，鸡的胃部，因鸡在吃食后会吃少许沙石子以助消化，故鸡的胃部消化功能极强，中医用鸡的胃部入药，取其擅长消化之用。后世经常会用鸡内金治疗各种结石病，也取其意。麦芽，即大麦经水浸泡后发的芽，长于消有形之积，用于消米面类食物之积食。茯苓利湿健脾，在前文茯苓祛湿膏中有具体讲解。山药，药食同源，是我们餐桌上的一道美味，平补肝、脾、肾，具有补益功效。陈皮，越陈越好，以广东新会陈皮功效为佳，性温、味辛散，具有理气燥湿、辅助以上消食药健脾行气之功效。

药物组成：山楂、鸡内金、麦芽、茯苓、山药、陈皮。

制作方法：将上述药物洗净，经过浸泡、打磨、煎煮、搅拌、浓缩、冷却、收膏等步骤制成。

食用方法：每日早晚挖 1 小勺调理膏放入杯子中，用开水冲调食用。切忌冷服。

适合服用本膏方的人群特征：小儿有面色发黄，食欲不振，挑食嗜食，夜间磨牙，手脚心发热，大便偏干等症状。

①孩子的脸色瘦瘦黄黄，暗淡没有光泽；小宝宝很容易吃一点就腹胀，有奶瓣；大一些的孩子，也是动不动就积食。这是孩子消化吸收不好、气血运转不足的表现。

②孩子看起来没有那么活泼，有的甚至看起来很累，不爱说话，懒得理人；容易生病是常有的事；一同去幼儿园，他就会比别的孩子更容易被传染。这是孩子脾虚的表现。

③孩子稍微吃一点就不消化，营养很难补，给孩子吃很多仍是瘦瘦的。

配合服用消食膏方的同时，还可以给孩子顺时针摩腹十五分钟，健胃消食，效果明显。

注意：如果孩子没有消化不良之象，且脾胃偏虚弱，不建议久服。

改善心悸的膏方——桂圆膏

心悸是指患者自觉心跳或心慌，常伴有心前区不适感。体格检查可发现心率加快或减慢，心律规则或不规则，部分患者亦可正常。通常当心率加快时患者感到心脏跳动不适，心率缓慢时则感搏动有力。心悸常见于心脏病患者，但心悸不一定有心脏病；反之，心脏病患者也可不发生心悸。心悸临床一般多呈阵发性，每因情志波动或劳累过度而发作。服用膏方可缓解长期心悸的症状。桂圆膏针对气血两虚型心悸，效果颇佳。本膏方中桂圆肉滋阴补血为君药；当归、阿胶滋阴活血为臣药；黄芪益气、茯神健脾安神，共为佐使之药。

药物组成：桂圆肉 500 克，当归身 500 克，阿胶 250 克，茯神 150 克，黄芪 300 克。

制作方法：当归身、桂圆肉、茯神、黄芪加水煎汁，阿胶用黄酒浸一宿，滤去黄酒。在药汁内加入阿胶，用小火煎熬，和匀。

食用方法：每服 2 匙，每日 2 次。

功效：心血不足，心悸，健忘，失眠，多梦。

壮腰健肾膏方——祛痹膏

补肾壮腰的祛痹膏是以独活寄生汤加味而成。方中加了制附片、威灵仙以增加温阳散寒、温痹通络之功；加鸡血藤以养血活血通络；加党参、砂仁、木香以健脾理气，防止膏剂的滋腻碍湿。

药物组成：独活 250 克，桑寄生 250 克，杜仲 200 克，续断 200 克，牛膝 200 克，秦艽 150 克，茯苓 250 克，肉桂 100 克，当归 200 克，川芎 200 克，熟地 200 克，白芍 200 克，防风 150 克，党参 200 克，威灵仙 150 克，鸡血藤 300 克，甘草 100 克，砂仁 150 克，木香 150 克。

制作方法：诸药共煎取汁浓缩，加入蜂蜜 1000 克，红糖 1000 克，鹿角胶 250 克，成膏后备用。

食用方法：开水冲服，每日服 3 次，每次 20 克。

适合服用本膏方的人群特征：肝肾亏虚、风寒滞络的久痹，尤以腰膝下肢为主痹痛者，适合于腰肌劳损、坐骨神经痛、慢性膝踝关节炎、腰椎炎等痹症。

改善贫血的"膏招"——补益群膏

缺铁性贫血是指体内铁贮存不足，影响血红蛋白合成的一种小细胞低色素性贫血。以皮肤和黏膜颜色苍白、疲软无力、头晕耳鸣、眼花、记忆力下降为主要表现，严重者可出现眩晕和晕厥，活动后心悸、气短，甚至心绞痛、心力衰竭等。

本病属中医虚劳范畴，多为脾胃亏虚、运化不足所致。治宜健脾开胃、益气养血，临床观察发现，膏方疗法有明显效果，以下介绍几则，供患者选用。

大枣阿胶膏：大枣 500 克，黑胡麻仁、胡桃仁、桂圆肉、桂花各 150 克，阿胶、冰糖 250 克，黄酒 800 毫升。将大枣、黑胡麻仁、胡桃仁、桂圆肉共研碎，阿胶置黄酒中浸泡 12 天。将阿胶酒倒入陶瓷器内，隔水蒸化后，纳入诸药及冰糖，待冰糖先全溶解后取出，晾凉即成。每次 2~3 汤匙，开水冲饮，每日晨起冲服。可养血润肤、悦色美颜，适用于各种贫血。

杞元膏：龙眼肉 500 克，枸杞 500 克。将诸药择净，研细，水煎 3 次，3 次药液合并，小火浓缩，加入蜂蜜适量，煮沸收膏即成。每次 20 毫升，每日 2 次，温开水或淡姜茶送服。可养血补血，适用于各种贫血。

补益膏：党参、茯苓、山药、熟地黄、当归、地骨皮各 60 克，炼蜜 250 克。将诸药择净，研细，水煎 3 次，3 次药液合并，小火浓缩，加入鹿角胶、冰糖，煮沸收膏即成。每次 10 毫升，每日 3 次，温开水送服。可补气血、退虚热，适用于缺铁性贫血，症见周身无力、虚热时作等。

黄酒核桃肉膏：核桃肉 500 克，黄酒 150 毫升，红糖适量。将核桃肉捣碎，装入锅内，加入黄酒、红糖，密封，上笼蒸 1 小时即成，不拘时用白开水冲服。可补肾养血、润肠通便，适用于贫血，症见肾虚腰腿酸痛、大便燥结等。

乾坤膏：当归、熟地黄、黄芪、党参各 120 克，桂圆肉、枸杞、胡麻仁、肉苁蓉各 60 克，蜂蜜适量。将上述诸药择净，同入锅中，加清水适量，浸泡片刻，水煎取汁，共煎 3 次，3 次药液合并，小火浓缩后，加冰糖、蜂蜜适量，制成膏剂即成。每日 2 次，每次 20 毫升，温开水冲饮，或调入稀粥中服食。可大补气血，适用于贫血、白细胞减少症等。

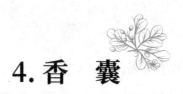

4.香 囊

让您和家人远离蚊虫——驱蚊香囊

天气越来越热，随之而来的是蚊虫又开始骚扰我们的生活了，虽然现在防蚊的方法很多，但或多或少都有些不足之处。那有没有安全有效，方便实用的驱蚊方法呢？今天给大家介绍一种纯天然的驱蚊方法——驱蚊香囊。

蚊虫防治，古来有之，为了防止蚊子侵害，古人通常会在家里养一些防蚊的植物，常见的有驱蚊草、食虫草、藿香、紫罗兰、薰衣草等，这些花草不仅能驱蚊，还可以净化空气。

南宋诗人陆游有关于蚊子的诗句："泽国故多蚊，乘夜吁可怪。举扇不能却，燔艾取一块。"诗中描述了用扇子无法彻底驱赶蚊子，只好选用艾草熏蚊子。用艾草燃烧驱蚊在民间很常用，这和我们今天使用蚊香驱蚊是一个道理，都利用了蚊子在一定气味下不能生存的原理。

挂香囊是古人的生活习惯之一，许多香囊中的药材也具有驱蚊的功效，比如藿香、薄荷、八角茴香等，这就相当于把"风油精"戴在了身上。中草药防蚊驱虫在我国已有上千年的历史，驱蚊香囊内一般包含艾叶、薄荷、丁香等药材，天然挥发的气味具有驱蚊效果。从中医角度认为香囊具有开窍醒神、化湿醒脾、辟秽悦神等功效。现代医学研究表明，富有芳香气味的中药含有大量挥发油，这些挥发油具有抗菌、抗病毒等作用。

名称：驱蚊香囊。

组成：金银花、紫苏、丁香、艾叶、薄荷、陈皮各8克。

制作方法：将上述药物打成粗粉，混合均匀，装入精美的香囊中，悬挂于所需物品上。

功效：开窍醒神、化湿醒脾、辟秽悦神。

用法：佩戴于身上、背包上、客厅、床头等处，2周左右可更换一次药粉。

注意：驱蚊香囊虽好，孕妇却要忌用，对本方中药过敏者禁用。另外，驱蚊香囊的香气一般维持10~15天，一旦香味没有了，驱蚊效果就消失了，此时需要换新的香囊。

让您神清气爽，元气满满——提神醒脑香囊

您是否正经历着这样的不适：头晕，困乏，精神不济，无精打采……进入夏季后，气温持续升高，诸多的不适感困扰着大家，那有没有好的方法来预防呢？

提神醒脑香囊，利用嗅觉刺激，让缕缕幽香陪伴着您，使您神清气爽，大大提高学习及工作效率。

香囊起源于中医的"衣冠疗法"，又称"香袋""香包""荷包"，在我国已有数千年的历史。自古民间就有佩戴中药香囊以避除秽恶之气、驱虫、避瘟、防病的习俗，所以有"戴个香草袋，不怕五虫害"之说。尤其是新型冠状病毒感染暴发时，我国各地争相制作中药香囊，这更加显示了中药香囊避秽防病的独特作用。

炎炎夏日，人易犯困，精神不佳，根据中医内病外治的理论，皮毛肌腠与五脏六腑相贯通，其药物外用，药性可从皮肤毛窍汗孔而入腠里，通过经络的输送直达脏腑，起到醒神的作用。现代实验研究证实，把香囊佩戴在胸前，散发浓郁的药物或干花的香味，在口鼻周围可形成高浓度的小环境，起到很好的消除疲劳、提神醒脑、清神明目作用。

名称：提神醒脑香囊。

组成：冰片、樟脑各 3 克，高良姜 10 克，桂皮 20 克，川芎 8 克。

制作方法：将上述药物打成粗粉，混合均匀，装入精美香囊中，悬挂于所需物品上。

功效：开窍醒神、化湿醒脾、辟秽悦神。

用法：佩戴于身上、背包上、客厅、床头等处，2 周左右可更换一次药粉。

在佩戴香囊过程中要注意以下事项。

①注意过敏：要看香囊中有没有使用者过敏或有其他禁忌的药品。

②注意防潮：香囊药物不可受潮，受潮后药效降低或丧失，应更换新的香囊。

③注意高温：香囊在常温下可以持久释放香味和药效，遇到高温会加速药味释放挥发和破坏部分药效。

④ 及时更换：香囊的香气一般维持 10~15 天，一旦香味没有了，提神醒脑效果就消失了，此时需要换新的香囊。

⑤ 孕妇慎用。

让您呼吸更加畅通——通鼻窍香囊

中医芳香疗法是指将气味芳香的中药，根据实际需要，制成适当的剂型，如香囊、烟熏、喷雾、精油等，通过鼻腔、口腔或皮肤将药物渗透体内，发挥中药所具有的药效，用于防治人体某些疾病的治疗方法。中医芳香疗法的临床应用日益广泛，其疗效逐渐被广大医家及患者所肯定。

中医学在两千多年与疾病斗争的实践中积累了丰富的经验，在"治未病"等理念指导下，中医积累了大量通过药物口服、烟熏及佩戴等方法预防感冒、鼻炎的经验。香囊防感冒及鼻炎具有悠久的历史，是一种有效的手段。

名称：通鼻窍香囊。

组成：辛夷、苍耳子、白芷、艾叶、细辛各 8 克。

制作方法：将上述药物打成粗粉，混合均匀，装入精美香囊中以备用。

功效：预防感冒、鼻炎，及改善鼻塞、流涕症状。

用法：随身携带香囊或悬挂于室内，2 周左右可更换一次药粉。

注意：香囊的香气一般维持 10~15 天，一旦香味没有了，通鼻窍效果就消失了，此时需要换新的香囊。

通鼻窍香囊中辛夷、苍耳子均系辛温化湿、芳香走窜、上达通窍的药物，而白芷、细辛和艾叶等均有抑菌、抗病毒作用，大都归肺经，故可用于治疗呼吸道疾病。而且其佩戴香囊使用方便，疗效稳定，并无滴鼻、服药之苦，且气味芳香。

让您轻松预防感冒——防感香囊

古人佩戴的香囊不单闻起来沁人心脾，还有防病、治病、驱虫、保健的作用，比如加入豆蔻、丁香等有健脾、改善食欲的作用；加入雄黄粉，可以防止蚊虫叮咬。在古代用香囊治病的例子比比皆是。唐代医家孙思邈的《备急千金要方》中也有佩"绎囊""避疫气，令人不染"的记载。电视剧《甄嬛传》中曾有这样一段，皇宫内瘟疫肆虐，御医们用燃烧艾叶的方法防止疫情扩散。民间也有在家门口悬挂艾叶的风俗。

名称：防感香囊。

组成：艾叶、防风、白芷、香薷、山柰、桂皮各 8 克。

制作方法：将上述药物打成粗粉，混合均匀，装入精美香囊中以备用。

功效：芳香行气，祛除暑湿。

用法：随身佩戴，最好是能挂于胸前，2 周左右可更换一次药粉。

注意：香囊的香气一般维持 10~15 天，一旦香味没有了，防感效果就消失了，此时需要换新的香囊。孕妇慎用。

让您悠然入眠——安眠香囊

夏季失眠高发，中医认为失眠与五脏中的心关系最为密切。夏季暑热较盛，出汗过多会导致心液耗损，心血不足，不能养心，心神被扰，发为失眠。另外，心火旺盛，扰乱心神，也会引起失眠。平素容易上火的人及身体阴虚的人，本来就火热较盛，再加上心火旺盛，心液耗损，更容易出现失眠。

为了防治夏季失眠，在夏季特别推荐安眠香囊。中药香囊源自中医的"衣冠疗法"，内含纯天然中药粉剂，患者嗅之，通过鼻腔吸入微量药物，激动人体内源性促眠物质，可解郁助眠、宁心安神。

名称：安眠香囊。

组成：玫瑰花、合欢花、首乌藤、迷迭香、薰衣草、薄荷、冰片各 8 克。

制作方法：将上述药物打成粗粉，混合均匀，装入精美香囊中以备用。

功效：安神助眠，疏肝健脾。

用法：随身携带香囊或悬挂于室内，2 周左右可更换一次药粉。

注意：香囊的香气一般维持 10~15 天，一旦香味没有了，安眠效果就消失了，此时需要换新的香囊。孕妇慎用。

安眠香囊中玫瑰花、合欢花、薰衣草、首乌藤、迷迭香这几味药物都有一定的安神、助眠的功效。薄荷与冰片具有较好的芳香开窍、引药上行的作用，可以引药直达病所，且两者合用可以促进药物透过各种生理屏障，提高药物的生物利用度，促进药效的发挥，提高临床疗效。诸药合用，可以起到安神、疏肝、健脾的功效。

让您清爽一夏——解暑祛湿香囊

香佩疗法源自中医学"衣冠疗法"。文献记载最早见于先秦时代《山海经》，薰草"佩之可以已疠"。由此说明当时已形成使用芳香药物防治疾病、辟秽消毒、清洁环境的风俗习惯。

至战国时期，芳香疗法逐渐从生活习俗发展为医疗手段，并记载于我国最早的医学典籍《黄帝内经》中，"用淳酒二十升，蜀椒一升，干姜一斤，桂心一斤，凡四种，皆㕮咀，渍酒中。用棉絮一斤，细白布四丈，并内酒中……"可见芳香疗法已从大量的生活实践中积累经验，并逐渐形成可治病防病的理论体系。

随着天气越来越热，高温的时间越来越长，在这样的季节里，很多朋友容易感觉困倦劳累，这些症状从中医角度看是因为夏天暑湿邪气的增加，在这样高温天气，身体免疫力差，易感受暑湿之邪，引发一系列的不适症状，比如乏力、困倦、口干口渴、大便黏滞、舌苔黄腻或白腻，这些症状都属于暑湿引起的症状。

名称：解暑祛湿香囊。

组成：荆芥、薄荷、白术、艾叶、藁本、佩兰各 8 克。

制作方法：将上述药物打成粗粉，混合均匀，装入精美香囊中以备用。

功效：芳香行气，祛除暑湿。

用法：随身携带香囊或悬挂于室内，2 周左右可更换一次药粉。

注意：香囊的香气一般维持 10~15 天，一旦香味没有了，解暑祛湿效果就消失了，此时需要换新的香囊。孕妇慎用。

解暑祛湿香囊主要是芳香性中药挥发的气味通过口鼻黏膜、肌肤毛窍、经络穴位，经气血经脉的循行而遍布全身，起到调节气机、疏通经络的作用，使气血流畅、脏腑安和，从而增强机体抗病能力，起到防病保健的作用。

让您防护更安心——驱瘟香囊

中药香囊作为一种行之有效的预防方法，历代疫病发生期间被广泛使用，充分发挥了其在时疫预防和治疗中的作用。中药香囊根据在中医古籍中的记载，常用于预防瘟疫，适用于尚未感受邪气的易感人群，可使其气机调畅，邪不内生，避免体内湿、寒、热与外邪相引，乘虚发病。

香佩疗法源自中医学"衣冠疗法"。文献记载最早的是先秦时代的《山海经》，至战国时期，芳香疗法逐渐从生活习俗发展为医疗手段，并记载于我国最早的医学典籍《黄帝内经》中，芳香性中药挥发的气味通过口鼻黏膜、肌肤毛窍、经络穴位，经气血经脉的循行而遍布全身，起到调节气机、疏通经络的作用，使气血流畅、脏腑安和，从而增强机体抗病能力，起到防病保健的作用。

名称：驱瘟香囊。

组成：苍术、白芷、白豆蔻、艾叶、木香、细辛各 10 克。

制作方法：将上述药物打成粗粉，混合均匀，装入精美香囊中，悬挂于所需物品上。

功效：芳香行气，驱瘟避疫。

用法：香囊可随身佩戴或放置在居室内、车内、包中，注意防水、防潮，保持干燥，10~15 天更换一次药粉。禁内服，孕妇慎用。

注意：香囊的香气一般维持 10~15 天，一旦香味没有了，驱瘟效果就消失了，此时需要换新的香囊。

艾叶是一种广谱抗菌、抗病毒的药物，它对病毒和细菌都有抑制和杀伤作用，对呼吸系统疾病有防治作用。藿香、佩兰据现代研究发现也具有抗病毒的功效。香囊里的中草药散发浓郁的香味，在人体周围形成高浓度的小环境，中药成分通过呼吸道进入人体，芳香气味能够兴奋神经系统，刺激鼻黏膜，使鼻黏膜上的抗体——分泌型免疫球蛋白含量提高，不断刺激机体免疫系统，促进抗体的生成，提高身体的抗病能力。同时，药物气味分子被人体吸收以后，还可以促进消化腺活力，增加分泌液，从而提高了消化酶的活性，增强食欲。

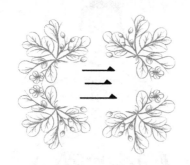

三

经络养生

1. 手太阴肺经（图 3-1）

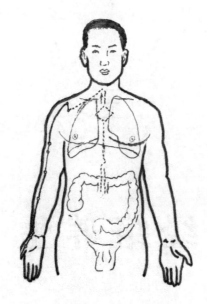

图 3-1　手太阴肺经

少商按一按，轻松治鼻炎

鼻炎是一个西医病名，中医叫鼻渊。它的定义是鼻炎即鼻腔炎性疾病，是病毒、细菌、过敏原、各种理化因子及某些全身性疾病引起的鼻腔黏膜的炎症。

那么，中医是怎样认识这个疾病的？

首先，我们思考几个问题：为何在秋天，其他人安然无恙，您却喷嚏连连了？在春天，花粉到处都是，朋友们都没有问题，您却眼泪汪汪，鼻涕横流了呢？

答案是您的身体出了问题，外界的条件一直都在，是自己的身体失调，导致反应过度了。

其次的问题：为何在夏天热天您没有问题，到了秋天微凉的时候，您却开始打喷嚏了？为何在室外温暖阳光的沐浴下没有问题，而到了空调冷气房却开始打喷嚏了？为何在温暖的被窝里没有问题，而起床来到外面却喷嚏连连？

我们看到，往往是季节的转换、外界自然物的刺激，导致鼻炎的发生。说明你是由自身的肺气不足，阳气不足，在换季时体内气机不畅导致的。而出现流清水样的鼻涕，也说明是感受了寒邪，并非热证；鼻塞和鼻痒，也都是外邪瘀阻鼻腔的表现；打喷嚏，是寒邪侵入人体的一种反应，是人体的正气力图抗击的结果。这样的人群，往往舌象是淡白的，舌体会胖大，有齿痕，这些都是阳气不足的表现。

点穴法治疗鼻渊

鼻渊是一种很常见的病，患病比例很高，而且缠绵难愈，给生活带来诸多不便。从经络的角度来说，凡病都有一个关键穴位（机关）。只要掌握穴位定位，这个方法人人都可自己调理，而且可以见到明显效果。

具体地说，自己点肺经的少商穴（图3-2），每天一两次，每次几分钟，坚持一段时间。根据患者的描述，点穴期间会大量地流出鼻涕，之后感觉呼吸畅通。从中医的角度来解释这个原理其实很简单。

"鼻为肺之窍"，少商穴泄肺气。

中医谓"鼻为肺之窍"，鼻炎一般是因风寒导致肺气郁闷不畅而引起。肺五行属金，"金郁开之"或者说"实则泄之"，而开泄肺气最有效的穴位，莫过于肺经末端的少商穴，此处太阴肺经与阳明大肠经相交，肺气之实可由此开泄到大肠经（这是它应去的地方）。

点穴的工具

点穴的工具可以自己制作。找一根竹筷，把头部磨成光滑的绿豆大小的半球状，也可以找一根现成的塑料之类的东西，总之头部需要光滑，呈绿豆大小的半球状为宜。

不过，有一点需要事先提醒一下，点穴位的时候会非常的疼痛！在自己能够忍受的程度之内，需要咬牙坚持一下。中医所谓"不通则痛，通则不痛"，某个穴位有疼痛反应，说明这个穴位不通，疼痛程度越厉害，说明堵塞越严重。

坚持点穴一段时间以后，穴位的疼痛

图3-2 少商穴

感减轻了，说明疏通了一部分，疾病也减轻了，如果最后不疼痛了，说明疾病也差不多好了。

一个治疗感冒的特殊穴位

天气变冷后，稍微不注意，大家就有可能患上感冒、咳嗽、发烧等病症。而且很不容易恢复，至少要折腾个十天半个月的，非常影响大家的工作、学习与生活。

中医认为，90% 的感冒初起时都和受寒有关，只是由于每个人的体质不同，最终发展为风热感冒、风寒感冒等。不管哪种体质，如果刚刚受寒，可以用生姜 25 克切片，加水 300~500 毫升煮沸后趁热喝下（可根据个人口味适量加红糖），再睡上一觉，第二天便可明显减轻或痊愈。

对搓大鱼际或双击大小鱼际也能起到防治效果。中医理论认为，大小鱼际与肺的关系密切。每日用双手的大小鱼际进行轻轻地撞击，就可以起到鼓舞肺气的作用。

对搓大鱼际

大鱼际起于人手掌正面拇指根部，下至掌根部分，伸开双手，看到手掌明显突起的部位就是大鱼际。可双手交叉握在一起，使劲搓大鱼际，等到穴位皮肤发热后，搓十几下迎香穴，再喝两杯加入 1 勺醋的热开水，关好门窗，待在家里就可以了。症状重的 1 天多搓几回，休息 1 天，90% 的人都能痊愈。适用于感冒初起，也就是刚受寒打喷嚏的时候。

双击大小鱼际（图 3-3）

小鱼际在小拇指下的突起部位。双手大小鱼际双击 108 下。做的时候，用左手的大鱼际撞右手的大鱼际，用左手的小鱼际撞右手的小鱼际。

刺激大小鱼际，对咽痛、打喷嚏、流清涕、鼻塞、咳嗽等症状也有缓解作用。因此，在气温变化较大或感冒多发季节，多双击鱼际穴，可很好地补肺气、防感冒。

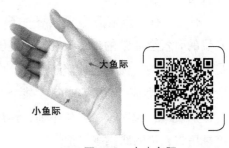

图 3-3　大小鱼际

养肺要穴，只需搓一搓

（1）养肺的重要性

女人不养肺，老得快；男人不养肺，患疾概率高；老人不养肺，小心病缠身。

肺不仅是呼吸器官，还能修复受损骨髓，具有造血功能。如果肺的功能受到影响，皮肤得不到充分的营养供应，就会"饥饿"，会慢慢衰老、退化、出现皱纹。

男人往往有吸烟的习惯，这样很伤肺，每年因吸烟而导致肺癌的比例就相当高。根据中医五行的理论，通过养肺，还可以起到补肾的效果。

老人因为肺气不足会常感到气短乏力，尤其是患有老慢支（慢性支气管炎）、哮喘的人，肺气受损，呼吸之气就会发生异常改变，导致气管炎、肺炎、肺癌等疾病。

（2）最方便的养肺方法

最方便的养肺方法：搓手腕，双手对搓太渊穴1分钟。

手腕上有肺经的总开关——太渊穴，太渊穴（图3-4）是补强肺气的第一穴，搓太渊穴可以增强人的肺气。

取穴：拇指指根下面有一个窝即为太渊穴。

方法：用两个手的太渊穴靠在一起，相互地摩擦。经常擦上1分钟左右，太渊就开始发热，浑身就开始微微地发热。

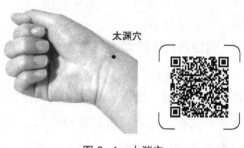

图3-4　太渊穴

头颈部疾病，常按列缺穴

手腕上的列缺穴位于手腕内侧（大拇指侧下），脉搏跳动之处。

那么头颈部位的病，为什么要多按摩列缺穴呢？

1）列缺穴是调节头颈部位疾病的总穴，作用非常大，《四总穴歌》中说"头项寻列缺"，也就是说，列缺穴的主要作用是治疗头颈部疾病。当人感到头晕目眩时，刺激列缺穴，能很好地使人清醒。就好比打雷闪电，能够使阴霾消散，让天气重新恢复清朗，所以列缺穴被称为"雷电之神"。

列缺在古代就是指闪电，列是分开，缺是指破裂。闪电的形状就是一分为二的，中间有一条裂缝，所以称为列缺。该穴在解剖上的位置正好位于两条肌腱之间（肱桡肌与拇长展肌腱之间）。而且列缺穴是肺的络穴，从这里又开始走入大肠经，一分为二，贯穿两条经络，正好应了列缺之名。称为"列缺"，实在是实至名归。

2）列缺穴（图3-5）是"八脉交会穴"之一，通于任脉，能同时调节肺经、大肠经和任脉，可以通经络、调肺气，因此肺经、大肠经和任脉方面的疾病，列缺穴均能起到一定的作用。

列缺穴有涤荡乾坤的功能，不仅可以治疗头部疾病，中下焦的问题，如尿潴留、小儿遗尿等也可以找列缺穴。对于现在的人来说，列缺穴还有一项很好的功能，那就是戒烟。

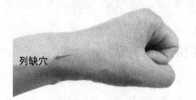

列缺穴

图3-5　列缺穴

列缺穴，戒除烟瘾有奇效

无意中染上了烟瘾，又想戒除的人应关心这个穴。每天用大拇指或按摩棒来刺激这个穴，对于烟瘾有很好的克制作用。抽烟最容易损伤的是肺，而列缺穴是肺经上的穴位，具有一定的调理作用。所以，一些经常吸入粉尘的人群，比如经常吸粉笔灰的在一线教育岗位上的老师们，或者工地的工人们，也有必要经常按摩列缺穴。

肺在胸腔，其性清灵、娇嫩。胸为天，天气一定要清朗、干净，如果一片阴霾的话，连带着人的心情都会难受。很多人因为心情烦闷而抽烟，但是越抽，问题就越严重，形成一个恶性循环，而按摩列缺穴就是要阻断这个循环。

总之，按摩列缺穴有以下保健养生作用。

1）按摩列缺穴适用于头部、颈部经常出现病痛的人群，可迅速缓解颈椎突发性疼痛，主治偏头痛、头痛、颜面神经痉挛及麻痹、咽喉炎、牙关紧闭、齿痛等头面部疾病。

2）感冒、支气管炎、支气管扩张、咯血及咳喘等肺经病症，均可按摩列缺穴。

3）治疗上肢病变：手肘、手腕无力及疼痛，半身不遂，可在列缺穴处按摩。

按摩方法：用拇指指面着力于列缺穴之上，垂直用力，向下按压，按而揉之，并旋转前臂，使局部产生酸、麻、胀、痛、热和走窜等感觉，之后轻揉局部放松。如此反复操作，左右交替。每次每穴按压 5~10 分钟。每日或隔日 1 次。

手肘上的穴位，轻松补肾气

尺泽穴（图 3-6）是肺经的合穴，属水，肺经属金，按照五行的相生关系，金生水，而肾属水，因此金经的水穴就有补肾的作用。刺激此穴可以通过降肺气来补肾，适合上实下虚的人，常年靠药物降压的高血压患者多为这种体质，症状为眩晕、脚下发软。肾气不足导致的小儿遗尿，也可以选尺泽穴为主穴。点揉尺泽穴，如有痛感，应该坚持每日点揉 2 次，每侧每次 5 分钟，至不疼为止。

肺经上的尺泽穴，取穴时，正坐位，仰掌（掌心向上），微屈肘，在肘窝中央有一粗肌腱，肌腱的外侧即是此穴。

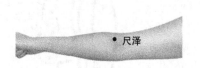

●尺泽

图 3-6　尺泽穴

自我按揉时可将肘关节屈曲，靠在胸前，用另一手的大拇指抵在肌腱外侧，然后向肌腱下方发力点揉。

2. 手阳明大肠经（图3-7）

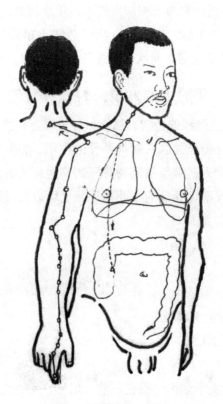

图3-7 手阳明大肠经

人体有个"大药箱"，时常按按保健康

合谷穴，也称为"虎口"，是个"万能穴"。

在全身数百个穴位中，合谷穴的治疗范围很广泛，具有治疗全身的作用，真可谓神通广大，简直是一个包医百病的全能穴、一个随身携带的"大药箱"。几乎所有的病都可以用这个穴直接或间接地帮助治疗，说它包治百病一点也不为过。

穴位定位

这个穴位就在手上，很好找，在手背第1、2掌骨间，当第2掌骨桡侧的中点处。

取穴方法

在实际取穴时，我们常用两个简便的方法：拇指、示指合拢，虎口上肌肉的最高处即是；

把一只手的拇指第一个关节横纹正对另一手的虎口边，拇指屈曲按下，指尖所指处就是合谷穴（图 3-8）。

主治：身热、头痛、眩晕、目赤肿痛、鼻衄鼻渊、咽喉肿痛、齿痛面肿、耳聋、失音、牙关紧闭、口眼歪斜、痄腮；发热、恶寒、咳嗽、无汗或多汗、疟疾；脘腹疼痛、呕吐、便秘、痢疾；小儿惊风、抽搐、癫狂、癫痫；痛经、闭经、滞产。

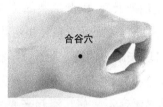

图 3-8　合谷穴

保健养生：合谷为全身反应的最大刺激点，可以降低血压、镇静神经，常用拇指指腹垂直按压此穴，每次 1~3 分钟，早中晚各 3 次（多按效果更佳），还有健脾胃的作用，对头痛、耳聋、视物模糊、失眠、神经衰弱等症都有很好的调理保健功能。

注：以木制或牛角制按摩棒按摩效果亦佳。

禁忌

《针灸资生经》："妇人妊娠不可刺，刺损胎气。"怀孕忌按此穴，以防子宫强力收缩致流产。

（1）预防中风、高血压

中风的发生与肝的关系十分密切。从五行的角度看，肺和大肠属金，金克木，而肝属木，当肺和大肠的功能失调的时候，肝失去约束，进而产生与肝相关的病症，如中风、抽搐、口眼歪斜、眩晕等。

此时，可用拇指掐捏患者合谷，持续 2~3 分钟，晕厥一般可缓解。

如果因情绪激动等原因导致肝火上亢，可通过按揉合谷穴，使肺和大肠的气机保持顺畅，气机顺畅条达，可使肝火下降，不易出现耳鸣、眩晕、口苦，以及血压升高等症状。

如果每天做合谷穴的按摩，早晚各一次，每次5分钟，可以很好地预防脑卒中、脑梗死、脑出血。艾灸合谷穴，也可以防治高血压。

（2）止痛大穴

合谷穴经气旺盛，止痛效果非常好，可以称为我们身体上的"止痛片"。合谷穴是大肠经上的一个重要穴位，大肠经从示指经过手、臂、肩、颈，一直到头面部。"经络所过，主治所及"，因此这些部位的疼痛不适都可以通过合谷穴来缓解。

头痛：神经性头痛、失眠性头痛、颈后疼痛，这些都是常见病。患病后可一日发作数次，同时出现失眠、健忘、记忆力减退、办事精力不集中等症状，常常使人痛苦不堪。按摩合谷穴，可以获得良好的效果。

牙痛：俗话说"牙疼不是病，疼起来要命"。但你知道吗？其实合谷穴就可以帮你治疗这个要命的疼痛。在施治的时候应该使用交叉治法，就是您右边牙痛，就艾灸或按揉左手的合谷穴；如果左侧牙痛，就艾灸或按揉右手的合谷穴。如果是因牙龈炎引起的牙龈肿痛，并且反复发作，经常按压合谷穴也能收到意想不到的效果哦。

另外，直接艾灸合谷穴，还可以治扁桃体炎。大肠经又为多血多气之经，所以按摩大肠经的原穴合谷穴，还可以行气活血，有效治疗行经疼痛，有痛经烦恼的女性朋友可以一试。

（3）急救大穴

合谷穴还是一个急救穴。如因中暑、中风、虚脱等导致晕厥时，可用拇指掐捏患者的合谷穴，持续二三分钟，晕厥一般可缓解。如果同时用指尖掐按人中穴，醒脑的效果会更好。

（4）肠胃神药

如果你经常感到恶心、呕吐，可刺激合谷穴，它能宽中理气，引浊气下行，全方位调理您的肠胃。如果您饮食不规律，常常腹泻、腹痛、腹胀，您就按揉合谷穴吧，它能止痛镇静，宣通人体气血。如果你经常食欲不振，不消化，你也可以艾灸或按揉合谷穴，它能通肠化气，清理肠内垃圾，排除肠内毒素，促进食物残渣尽早排出体外，增强肠动力。

因为手阳明大肠经与足阳明胃经相交接，且它们是同名经，二者"同气相求"，因此刺激合谷穴能调经气，对于治疗胃肠道方面的疾病有显著疗效。如胃痛、呕吐、便秘、呃逆、腹泻等。

（5）五官科圣药

中医针灸《四总穴歌》说："肚腹三里留，腰背委中求，头项寻列缺，面口合谷收。"

所谓"面口合谷收"，即是说凡是头部、面部的疾病，像头痛、牙痛、发热、口干、流鼻血、颈痛、咽喉痛，以及其他五官科疾病，如面瘫、过敏性鼻炎，合谷是必取之穴。

在治疗雀斑和脸部皮肤问题上，也可每天按摩两手合谷穴各30~50次，以产生的酸胀感传达到上肢为度，日久就可以达到美容养颜的明显功效。

急速降压小方法，随时随地都可做

人体自带降压药，见效比药快

降压药吃下去，从吸收到发挥降压作用还要一定的时间，但这个动作厉害了，按一按就能急速降压，比药起效快多了，这个部位就是曲池穴。

曲池穴是手阳明大肠经的合穴，是气血汇合之处，屈曲肘部，横纹端凹陷处，形似浅浅的水池，所以称曲池，似水流汇入池中。曲池名意指本穴的气血物质为地部之上的湿浊之气。曲池穴的降低血压作用已被医学证实，并且远期疗效较好。

当血压骤升时，可通过按曲池穴来放松神经系统，使呼吸逐渐均匀，心气平和，血压便可逐渐恢复正常。平时也可通过按压此穴来平稳血压，达到预防高血压的目的。

取穴：曲池穴位于肘横纹上，肱骨外上髁内缘凹陷处。取穴时，将手弯曲，横纹尽处，肱骨外上髁内缘凹陷处即曲池穴（图3-9）。

手法：闲来无事的时候，甚至看电视的时候，无论是躺着、站着还是坐着，都能"服用"这颗降压药，而且还没有不良反应，平时可在每天6—10点，15—17点高血压容易发作的两个时

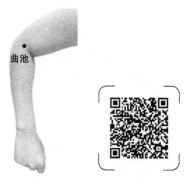

图3-9　曲池穴

段做。

敲打：将右手手掌摊开，左臂微微弯曲，用右手的掌侧敲打左手手肘的曲池穴处，左右交换，各敲打 100 次。

按揉：左臂微微弯曲，用右手示指按压在曲池穴上，拇指托住少海穴（在肘窝底部，与曲池穴相对），示指用力按揉曲池穴，左右交换，各 100 下。

提醒：孕妇不宜拍打或按揉曲池穴，容易造成流产。

3. 足阳明胃经（图 3-10）

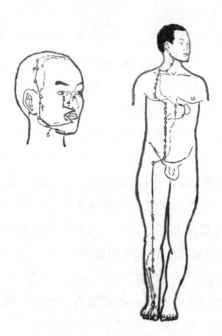

图 3-10　足阳明胃经

胃疼了，怎么办？特效穴来帮忙

在我们日常生活中，常常因为饮食不节、感受风寒、平素脾胃虚弱等原因，出现胃脘部疼痛、饮食不佳的情况，这时候可能是由胃痉挛或慢性胃炎导致的，这种情况下的胃疼，去医院感觉麻烦，不去医院胃疼困扰着自己，这时我们可以用针灸里面的三个特效穴。

在腹部，肚脐上方 5 寸、4 寸、2 寸的地方有三个穴，分别叫作上、中、下脘。上、中、下是依据位置的高低来分的，就好像桃园结义三兄弟的年龄似的。最重要的是这个"脘"字，脘指的是胃，古人说："胃为太仓，三皇五帝之厨府也。"太仓是什么呢？太仓是一个官名，古时候有太仓令丞，就是替皇帝管粮食的官。

中医根据脾胃的作用，也将其命为仓廪之官，连接着人体的后厨房。上、中、下脘，表示这几个穴分别处于胃的上、中、下部。

上脘在胃的上部，和贲门相对应，贲门连接着我们常说的食管，是食物进入胃的通道。对于人们因吃得太快、吃得太饱，或者其他原因而导致的胃胀、呕吐、打嗝等，上脘穴都有很好的疗效。

中脘穴在胃的中部，占据了胃的主体部分，因此对于脾胃疾病的治疗效果是最好的。所以理所应当地成了脾胃病的常用穴。现代研究也发现，刺激中脘穴之后，胃的蠕动会增强，表现为幽门开放、胃下缘轻度升高。而且还可以提高机体免疫能力，使巨噬细胞的吞噬活性增强。

下脘穴在胃的底下，胃和小肠连接的转弯处。胃虽然是消化器官，但它只对食物进行粗略的加工，就好比我们榨果汁，先要用刀将水果切成大块，再放到搅拌机当中。胃就相当于这把刀，只做一部分简单的工作，真正的消化过程是在小肠中完成的。下脘穴位于食物从胃进入小肠的关口处。对于食物在胃中下不去导致的腹胀、胃痛、呕吐等都有很好的作用。而且，因为它在胃的下部，对于因为中气不足导致的胃病、胃下垂等症状也有很好的疗效。

从这里可以看出，上、中、下脘（图3-11）"三兄弟"在胃上形成一条线，相当于脾胃的卫士，对于和脾胃有关的疾病都有很好的防御和治疗作用，是胃的忠实护卫队。所以，对于胃系疾病，就像某个广告里说的，胃痛、胃胀、胃酸等，都可以来找这三兄弟"助阵"，将它们一网打尽，绝对比广告里的方法真实有效。

有一个很简单的方法可以同时刺激到它们，这就是艾灸。采用隔姜灸的方式，将姜切成薄薄的片，如硬币那种厚度，然后通过艾灸的方式来熏烤。通过热度的传递，将生姜汁中的热性成分渗入皮肤，可以很简便地达到治疗的目的。

了解这三个穴位，如果在家里因为感受风寒等引起了胃疼，大家都可以自己去艾灸一下这三个穴位，常常会收到满意的效果。

注意：如果出现胃脘部剧烈疼痛，疼痛拒按，甚至呕吐鲜血，这时候可能是由胃出血导致的急腹症，这类情况下一定要及时就医！

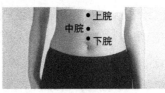

图3-11 上、中、下脘

一个揉一揉让眼睛更亮的穴位

承泣穴（图 3-12）又称为面穴、溪穴。经常揉一揉承泣穴，会使气血旺盛，能够供应眼睛足够的血液，可预防近视眼，缓解眼部疲劳。所以承泣穴可以让眼睛更明亮。承泣穴按字面意思解释，承就是指接受，泣就是指泪、水液。此穴名意指胃经体内经脉气血物质由本穴而出，胃经属阳明经，阳明经多气多血，也就是既多液又多热。胃经的体表经脉气血运行是由头走足，为下行，与其构成无端循环的胃经体内经脉部分，气血物质的运行则为散热上行。本穴的物质即为胃经体内经脉气血上行所化，在体内经脉中，气血物质是以气的形式而上行，由体内经脉出体表经脉后经气冷却液化为经水，经水位于胃经的最上部，处于不稳定状态，如泪液，其滴下所在处称作承泣穴。

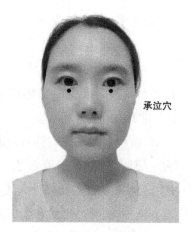

承泣穴

图 3-12 承泣穴

穴位定位：人体承泣穴位于面部，瞳孔直下，当眼球与眶下缘之间。

方法：通常采用正坐或仰靠、仰卧的姿势，拇指和示指分别按摩左右眼睛和鼻子交界外。

经络所属：足阳明经、阳跷脉。

功能主治：此穴是治疗眼疾非常重要的穴位之一，主要的功能是将体内胃经的物质营养及能源输送至头面部及任脉、阳跷脉；主治目赤肿痛、近视、夜盲、流泪、视神经萎缩、眼睛疲劳、迎风流泪、眼睑动、眼颤动、眼睑痉挛、角膜炎、老花眼、白内障等常见的眼部疾病，治疗效果确切。

穴位配伍：配合阳白穴治口眼㖞斜；配合太阳穴治目赤肿痛。

一个调理脾胃病的常见穴位

你吃了吗？这是国人口中较为常用的一句问候语，最初，反映的是人们在历经艰难岁月时相互之间一种实实在在的关切，而进一步讲，则可以看作是人们对身体健康的相互提醒，为什么这么说呢？

全球共有 5 亿胃病患者，中国就占了 1.2 亿，是名副其实的"胃病大国"。在中医理论中，提到胃就不得不说脾，脾胃是"后天之本"，是人体气血生化的关键，若脾胃功能不强，身体的气血就会出现生成不足，身体各个部分得不到滋养，自然就会出现"枯萎"，就会百病丛生。如果把长寿比喻成盖房子，护好脾胃就是打地基，根基不牢，吃再多营养品、保健品也起不到太大的作用。

查查你的脾胃是否健康

脾胃不好的人，从外表上就能看出来。在门诊中常碰到这样的患者：有的面色苍白，口唇没有一点光泽；有的过于消瘦，好像一阵风就能吹倒了；有的很胖，看似体格庞大，但一点都不结实；还有的说话有气无力，精神不振，年纪轻轻却未老先衰……多是由于他们的脾胃功能受损所造成的。因此，要知道脾胃好不好，常看以下几个部位。

口唇：一般来说，脾胃好的人嘴唇是红润的，干湿适度，润滑有光；而脾胃不好的人嘴唇发白、没有血色，显得非常干燥。口臭、牙龈肿痛等症状大多和脾胃消化能力不足有关。另外，睡觉时流口水，也是脾气不足的表现。

鼻子：脾胃的经脉和人的鼻子相连。鼻腔干燥、嗅觉失灵、流清鼻涕、鼻子出血，大多是由脾胃虚弱导致的。鼻翼发红的人，多有胃热；鼻头发青伴有腹痛，也说明脾胃功能不好。

此外，很多人的脾胃不好，是由过度劳累或情绪不佳引起的。尤其是春天，肝火旺盛，人往往易怒。脾胃失调的人，春天常常觉得身上没劲儿、手脚冰凉，有时还会拉肚子。脾胃受损则五脏都遭殃。

足三里（图 3-13）

定位：小腿外侧，膝眼下三寸。

主治：脾胃病，消化系统疾病等。

脾经主时为上午 9 点至 11 点，若能在这个时间内艾灸效果更好。脾气升清而胃气下降，二者为气机升降之枢机，故养脾之升要同时促胃之降，可配合针灸胃经合穴足三里。脾应于季夏，小

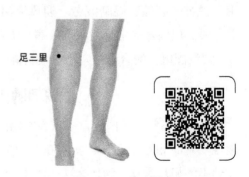

图 3-13　足三里穴

暑、大暑时节最需艾灸，以健脾化湿。

天然降脂要穴，每天按一按

众所周知，血脂升高很容易引发动脉硬化、心肌缺血及脑梗死等疾病。中医根据高脂血症形成的病机，总结出有效改善高脂血症的穴位——天枢，堪称人体的天然降脂药。而且，每天坚持按一按，还能够促进胃肠蠕动，预防便秘。

天枢穴

定位：在腹中部，脐中旁开 2 寸。

天枢穴位于腹部的中点，人的气机上下沟通、升降沉浮都要经过这里。据研究表明，按揉天枢穴可改善肠腑功能，理气行滞，消除或缓解肠道功能失常而导致的各种症状，饭后半小时按揉天枢穴可有效缓解便秘。

按揉天枢穴有两种方法。

方法一：两脚分开站立，与肩同宽，以示指、中指的指腹按压天枢穴，同时向前挺出腹部并缓慢吸气，上身缓慢向前倾呼气，反复做 5 次。

方法二：两腿并拢坐在椅子上，按压天枢穴，左腿尽量向上抬，然后收回，换右腿上抬、收回为 1 次。反复做 5 次。

专治咳嗽痰多、肥胖结节的穴位

（1）"百病皆由痰作祟"

一说到痰，人们可能立刻会想到咳嗽时堵在嗓子里的那种黏黏的物质，或者是我们平时吐出的口水。而中医上把痰分为两种——"有形之痰"和"无形之痰"。"有形之痰"主要是我们平常咳嗽吐出的痰涎，也称为"外痰"。

我们这里说的痰湿，实际上指的是"无形之痰"。痰湿是由于身体里的水液停滞不化而导致痰和湿凝聚在一起，它有黏滞、重浊等特点。当人体脏腑阴阳和气血津液运化失调，就容易形成痰湿。

中医有"百病皆由痰作祟"的说法，痰阻滞气机，致病后缠绵难愈，很多杂病都与之相关。体内痰湿过盛，就容易患冠心病、中风、高脂血症、糖尿病等。

（2）体内有痰湿的症状有哪些？

①舌像：舌体胖大，舌苔白腻或黄腻（湿热），舌边有齿痕印或舌体有红点。

②大便：大便次数多，不成形，黏马桶；小便次数多且尿量多而色清如水，容易起夜；或小便深黄。

③面色：面色暗黄无光泽，容易长痘痘，特别是脓包型的痘痘，眼胞微浮。

④体型：腹部肥满而松软，或体型虚胖。

⑤口中黏腻不清爽，痰多；嗓子有异物感，起床后就要咳痰，刷牙容易干呕。

⑥口干、口苦、口臭。

⑦很少感觉口渴，不想喝水。

⑧身体特别是小腿容易沉重无力，容易困倦，怎么睡也睡不够。

⑨手足冰凉、胸闷，关节容易酸痛，肌肤麻木。

⑩肠胃容易不适，容易胃胀、胃痛、腹泻、便秘等。

注意：以上症状只要有2条即说明你体内有痰湿了，上述症状如果你占有5条以上那说明你体内的痰湿较盛。

（3）丰隆穴：专克咳嗽痰多、肥胖结节

丰隆穴（图3-14），其穴名取自象声，它是胃经上的络穴，胃经及脾经的水湿之气轰轰隆隆聚集在此，故名丰隆穴。丰隆穴是公认的治痰要穴，明代杨继洲在《针灸大成·玉龙歌》中说："痰多宜向丰隆寻"。咳出来的"有形之痰"、咳不出来的"无形之痰"，都可以找丰隆穴。

①止咳化痰

古人说"丰隆、肺俞，痰嗽称奇"。丰隆穴为足阳明胃经的络穴，别走于足太阴脾经。脾胃主运化水湿，故有健脾益气、祛湿化痰、止咳宣肺平喘之功，为祛痰要穴，主治咳嗽、哮喘等。

②化痰湿、祛结节

如果脾胃功能受到了影响，身体内的水液无法被有效地输布到身体的各个角

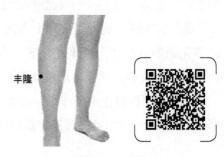

图3-14 丰隆穴

落，就会使体内的痰湿越来越严重，导致肥胖、结节等问题。刺激丰隆穴，可通调脾胃气机，使气行津布，中土得运，湿痰自化，促进排毒。如果经常出现没有食欲、爱打嗝、胃胀的现象，可以经常刺激丰隆穴，这个穴位有促进消化、消除胃胀、增进食欲等功效。

（4）如何发挥丰隆穴治疗痰湿的作用？

艾灸加按摩。通过艾灸加按摩，能够更好地打开丰隆穴，从而发挥丰隆穴的上述功效，祛体内痰湿。

① 艾灸

艾灸丰隆穴能调脾胃，恢复脾胃的运化功能，消除脾胃里面的水湿浊气，使气血畅行，痰湿自化，进而消脂减肥等。

用艾条悬灸或用艾灸盒灸丰隆穴 25~35 分钟，可慢慢延长艾灸时间，一日 1 次，一周休息 1~3 天。

② 按摩

按摩这个穴位一定要用力气，可以借助工具，如刮痧板、艾灸罐、拨经棒。实在没有工具，就用自己的拇指指面着力于丰隆穴之上。

另一手可以辅助加力，垂直向下按压，按而揉之，并屈伸活动踝关节，让刺激充分达到肌肉组织的深层，产生酸、麻、胀、痛、热和走窜等感觉，持续数秒后，渐渐放松。如此反复操作数次，左右交替。每次按压 5 分钟。每日 1 次。

轻松去胃火的穴位

有些朋友因为应酬比较多，经常在外聚餐，难免膏粱厚味吃得多，如果再饮酒，很容易出现胃火大的情况。很多人喜欢吃顿热气腾腾的红焖羊肉或川味火锅，如果是脾胃虚弱或有痰湿积滞的人，再加上辛辣调味过度，那就更容易让胃火亢盛了。胃火旺都有什么表现呢？一般会容易出现胃酸、便秘、口臭、牙痛、口腔溃疡等症状。

胃火大了怎么办呢？中医调节胃火会遵循清热、清滞的原则，首先要节制饮食，少吃火气大的东西，少吃甜腻的食物，多吃一些蔬菜与时令水果。如果胃火比较重，可以用黄连、莲子心等中药清胃火。但是一般清胃火的中药都比较苦，很多人难以接受，我们可以尽量通过食疗与日常保健的方式来调理。

就清胃火来说，最好用的方法当属按压内庭穴。内庭穴是足阳明胃经的荥穴，"荥主身热"，说明荥穴主要应用于发热病症，是热证、上火的克星。所以作为胃经的荥穴，内庭穴清胃泻火、理气止痛的功效是相当不错的。

现在我们来看看内庭穴的定位。内庭穴（图3-15）在脚上第二和第三脚趾之间的缝隙处。

如果你有胃火，按这个穴位时是会感觉到疼的，大家不妨试一下。我们可以用拇指指端按住这个穴位，然后稍微用力按压，以有酸胀感为度。可以每侧按揉2~3分钟，每天坚持按摩，慢慢就会看到祛胃火、化积滞的效果。此外，凡是上火引起的牙疼、头疼、口臭、咽喉肿痛等不适，都可以点揉内庭穴来缓解。

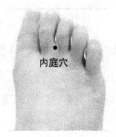

图3-15　内庭穴

4. 足太阴脾经（图 3-16）

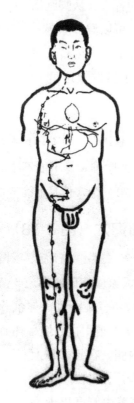

图 3-16　足太阴脾经

赶走小肚腩的祛湿要穴

十个人中九个人体内有湿气，而且都有不同程度的湿毒，当我们长期熬夜、吹空调、喝冷饮、晚洗澡，湿气就容易侵袭我们人体，如果我们体内的湿气越来越重，百病就会丛生。

人体湿气过重时，会对身体健康产生严重影响，这一观点已经被越来越多的人所接受。据统计，有超过 60 多种疾病与湿气有关，如肥胖、水肿、腹胀、湿疹、皮炎、痤疮、泌尿系统感染、女性白带增多等，严重的可引起顽固性肥胖，尤其腹型

125

肥胖，易引发"三高"症状的出现。所以，给大家推荐一个赶走小肚腩的祛湿要穴——阴陵泉。

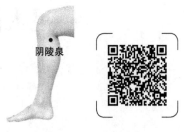

阴陵泉

图 3-17　阴陵泉

阴陵泉（图 3-17）是脾经的合穴，从脚趾出发的脾经经气在这儿往里深入，可以健脾除湿。它在膝盖下方，沿小腿内侧骨往上，向内转弯时的凹陷，就是阴陵泉。每天用手指按揉这里 10 分钟以上即可。

血海、三阴交，补血养颜延衰老

在调养气血的保健方法中，按摩推拿是不能不提的。它可能不容易收到立竿见影的效果，但是胜在安全简便。第一个穴位是血海穴。

血海穴（图 3-18）

大家一听名字就知道它跟血有关系。俗话说"补血找血海，补气找气海"，血海穴是足太阴脾经上的穴位，大家应该已经知道了脾能生血，而血海穴有化血为气、运化脾血的功能。这个穴位不仅能帮助人体清除瘀血，而且还能促进生成新血，所以叫它"血海"，它可以很好地引血归经、补血养肝。

定位：在膝盖旁边的大腿内侧。在自己身上找它的时候，大家可以坐在椅子上或在床上仰卧，把腿用力往前伸直，在膝盖内侧会出现一个凹陷的地方，在凹陷的上方则有一块隆起的肌肉，顺着这块肌肉摸上去，顶端就是血海穴。

• 血海

图 3-18　血海穴

我们可以每天坚持点揉两侧的血海穴各 3 分钟，以轻柔为原则，力量不需要太大，能感到穴位处有酸胀感就可以了。

第二个穴位是三阴交。

三阴交

女性养血的要穴。所谓"三阴"，是脾、肾、肝经，"三阴交"是说这个穴位是这三条经脉的交会之处，这里有脾经提供的湿热之气、肝经提供的水湿风气、肾经提供的寒冷之气，三条阴经气血在这里交会。它又被称为"妇科三阴交"，因为凡是跟妇科相关的疾病，我们都可以找它。如月经不调、白带过多、经前综合征、更年期综合征等，三阴交都能有不错的疗效。而且俗话说"常揉三阴交，终身不变老"，所以对于女人来说，三阴交尤其重要。

定位：它在足内踝上缘，四横指处。找这个穴位的时候，大家可以先找到自己脚踝内侧的最高点，然后在距离它大约四指宽的位置，有一个凹陷处，那就是三阴交了。找到之后，大家可以稍微用点力按揉，两腿各按揉 15 分钟左右即可。可以健脾、祛斑、祛痘、祛皱；调节血压；促进子宫和卵巢血运畅通，改善性冷淡，还能防治各种妇科病。

所有爱美的女性，不妨多揉揉三阴交，作为脾、肝、肾三条经络相交会的穴位，它滋阴补肝肾的效果相当好。不管是为了健康还是为了美丽，它都可以帮到你。

5. 手少阴心经（图 3-19）

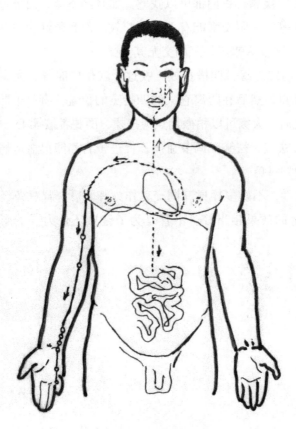

图 3-19　手少阴心经

眠差梦多，按"消梦穴"

晚上难以入睡，整夜胡乱做梦，似睡非睡，似醒非醒，半夜还会自然醒过来，这样的困扰相信很多朋友都深有同感。如今有类似情况的人总是依靠安眠药来"解救"，可是这解决不了根本的问题。长期依赖安眠药可导致老年痴呆症。

俗话说"药补不如食补，食补不如功补"。下面我们为大家分享一个"消梦穴"，长期坚持相信对难以入睡及爱做梦的朋友有一定作用。

"消梦穴"，就是指手少阴心经的神门穴。该穴有安神、助眠之功效。实践证明，它改善多梦、睡觉不安稳的效果不错。

如果你中途梦醒难以继续入睡，每天睡前担心自己睡不着，按压这个穴位！有的人当天就见效，有人需要一周。

方法：每天晚上，睡觉前泡脚的时候或躺下关灯之后，按压神门穴 100 下。两只手都要按。

取穴：神门穴（图 3-20）位于腕横纹尺侧端，掌根尺侧突起后方的凹陷中。

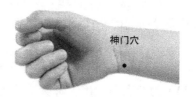

图 3-20　神门穴

人体救急的要穴

穴名解析

少冲穴（图 3-21）：手少阴心经之井穴，少，阴也；冲，突也。本穴为心经体表经脉与体内经脉的交接之处，体内经脉的高温水气以冲射之状外出体表，故名少冲。

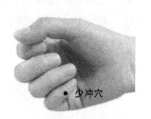

图 3-21　少冲穴

穴位位置：手小指内侧，小指桡侧距指甲角一分许。俯掌伸指，沿手小指指甲底部与小指桡侧缘引线（即掌背交界线或称赤白肉际处）的交点处，距指甲角约 0.1 寸，即为此穴。

《针灸大成》云少冲穴"主热病烦满，上气，嗌干渴，目黄，臑臂内后廉痛，胸心痛，痰气，悲惊寒热，肘痛不伸。"

穴位配伍

① 配大陵治心悸、心烦、胸满。

② 配人中、合谷、足三里治中暑、休克。

③ 配心俞、内关，有清心安神定志的作用，主治心痛、心悸、癫狂。

④ 配百会、十宣穴，有醒脑开窍的作用，主治中风昏迷。

⑤配神门、内关、气海，治疗心悸、气短。

⑥配曲池，治发热。

⑦配支沟、水沟、太冲，治小儿惊风。

⑧配阴郄，治心痛。

现代多用于治疗中风、发热、昏迷、晕厥、心痛等急性病，为急救穴之一。按揉少冲穴也可减轻疲劳引起的头痛不适，有助于醒脑提神。

揉一揉少海穴，安神定志

少海（图3-22）为经穴名，出《针灸甲乙经》，别名曲节，属手少阴心经。少海是手少阴心经五输穴的合穴，五行属水。少即幼小，指手少阴经，海即海洋，此穴为本经合穴，脉气至此，犹如水流入海，故名少海。

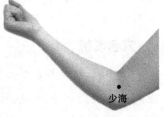

腧穴释义：少，阴也，水也。海，大也，百川所归之处也。该穴名意指心经的地部经水汇合于本穴。本穴物质为青灵穴水湿云气的冷降之雨和极泉穴的下行之血汇合而成，汇合的地部水液宽深如海，故名少海。

图3-22　少海穴

取穴位置：屈肘，在肘横纹内侧端与肱骨内上髁连线的中点处。

功能：理气通络，益心安神，降浊升清。

主治

1）心痛、癔症等心与神志病。

2）肘臂挛痛，臂麻手颤。

3）头项痛，腋肋痛。

4）瘰疬。

穴位配伍

配阴市、后溪、扶突治心疼、手颤。

配合谷、内庭，有清泄阳明热邪的作用，主治牙痛、牙龈肿痛。

配间使、少府、丘墟、足临泣，治腋痛。

配行间、三阴交，治月经过多。

刺灸法：直刺 0.5~1 寸。艾炷灸 3~5 壮，或艾条灸 5~10 分钟。

临床运用：现代常用于治疗癔症、精神分裂症、尺神经麻痹、肋间神经痛等。

调好心经，一身安定

心经主要承担"主神明"的功能，主要管理与心脏有关的问题，原发性的心脏病及情志方面的疾病，如各种抑郁、焦虑、神志失常、癫狂及由于心情而出现的失眠、心悸、头痛等问题，都可以通过调养心经进行缓解。

心经是从腋窝下的极泉穴开始，沿着手臂内侧一路向下，止于小指上的少冲穴。女性通常心思细腻、比较敏感，所以容易有心事，容易情志不舒，因此心经是比较容易堵塞的。建议大家空闲的时候，可以通过拍打心经来疏通经络、调理情志。

拍打的时候，我们可以从上到下，从大臂内侧到手肘再到小臂，稍微用点力，按照心经的路线一路拍打下来。如果遇到有疼痛感或麻木感的地方，要重点按揉。

这里要提一下的是极泉穴（图 3-23），这是一个解郁的大穴。假如大家因为情志因素出现心悸心慌，就可以弹拨极泉。极泉在腋窝顶点，这里聚集着各种血管，大家可以把示指和中指并拢，伸入腋窝内按揉。这样做可以帮我们宽胸理气、通经活络，缓解心烦心痛及肩臂疼痛等症状。

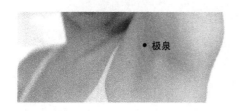

图 3-23　极泉穴

睡"子午觉"

除了拍打心经之外，调养心经中医还特别讲究睡"子午觉"，原则是"子时大睡，午时小憩"，也就是《黄帝内经》中所说的"阳气尽则卧，阴气尽则寤"。

子时是 23 点到次日 1 点

凌晨 1 点，正是阳气将尽的时候，前面我们讲过，这时候是胆经当令，大家要上床就寝。至于午时，是 11 点到 13 点，这时候阳气最盛，阴气衰弱，但这个时候也开始慢慢开阴了，阴阳转换。自然界阴阳交替之时，也是人体经气"合阴"与"合阳"的时候，这时候休息，有利于人体养阴养阳。而且，这时候是心经当令，手少阴心经最旺，所以养心效果最好。

所以，午时大家如果能小憩一下那最好了。如果没有条件午睡，也应该尽量"入静"，尽可能闭目养神，靠着办公椅休息一下。把心经调养好了，我们才能更加健康、愉快地投入下午的工作中去。

6. 手太阳小肠经（图 3-24）

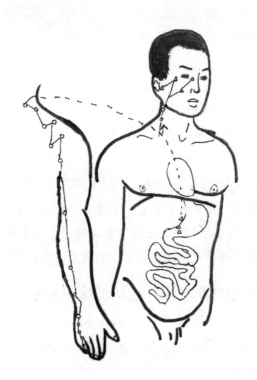

图 3-24　手太阳小肠经

后溪穴，按一按颈肩腰椎病立马缓解

对于长期在电脑前工作或学习的朋友，缓解颈肩腰椎病的福利来啦！时常按按后溪穴，疼痛立马缓解。后溪穴是奇经八脉的交会穴，通督脉，能调颈椎、利眼目、正脊柱。通过按摩后溪穴，可以调整长期伏案或使用电脑给颈椎带来的疼痛不适，只要坚持，就会取得明显的效果。

穴位位置：后溪穴（图 3-25）位于微握拳，第 5 指掌关节后尺侧的远端掌横纹头赤白肉际。

具体在小指尺侧，第 5 掌骨小头后方，当小指展肌起点外缘。

功能主治：小肠经上输（木）穴，主治头项强痛、腰背痛、手指及肘臂挛痛等痛证；耳聋，目赤；癫、狂、痫；疟疾。

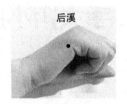

图 3-25　后溪穴

临床运用：现代常用于治疗急性腰扭伤、落枕等。

穴位配伍：后溪穴配合谷穴治手指挛痛；后溪穴配人中穴治急性腰扭伤；后溪穴配列缺穴、悬钟穴治头项强痛；配天柱主治颈项强直、落枕；配翳风、听宫主治耳鸣、耳聋。

按摩手法

用拇指指腹按揉后溪穴穴位，注意按压时力度要适中，每次按摩 5 分钟，每天按摩 2 次。也可以把后溪穴放在桌子沿上，用腕关节带动双手，轻松地来回滚动，即可达到刺激的效果，每小时刺激 3~5 分钟就足够了。当我们坐在电脑旁阅读文件的时候，也可以让双手的后溪穴抵在桌沿或键盘上，重复相同的动作。

它叫养老穴，晚年健康就靠它

老年人随着各个器官组织功能的下降，往往会出现视物模糊、听力下降、腰酸背痛、牙齿枯槁、行动迟缓无力等症状，通过按揉养老穴，可以使以上症状远离老年人，使老年人老当益壮。

养老穴（图 3-26）是小肠经的郄穴，是小肠经气血深藏积聚的穴位。养老，顾名思义，就是老年人用来保养身体健康的穴位，说明该穴可以延缓衰老，防止和治疗衰老带来的许多疾病。

养老穴定位：屈肘，掌心向胸，在尺骨小头的桡侧缘上，与尺骨小头最高点平齐的骨缝中取穴。或掌心向下，用另一手指按在尺骨小头的最高点，然后掌心转向胸部，当手指滑入的骨缝中取穴。

按揉养老穴，治疗目视不明

手太阳小肠经循于目眶下、目内眦，本

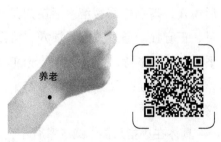

图 3-26　养老穴

穴归于手太阳小肠经，具有疏风、清肝、明目之功，主治目视不明、近视眼等。

疏通小肠经，缓解急性痛证

本穴为小肠经郄穴，主治循行部位的急性痛证，具有祛风湿、通经络、止痹痛之功，用于治疗肩背肘臂痛、急性腰痛等。

按摩方法：端坐俯掌，手微握拳，用另一手的四指握住该手的小指侧，拇指指腹按揉养老穴，酸痛感明显者为佳。按揉时力度要均匀、柔和，并配合舒缓的呼吸。早晚各 1 次，每次按揉 2~3 分钟，左右手交替。

防感冒，常揉天宗穴

中医学认为，"正气内存，邪不可干"。若人体阳气不足、人体抵抗力下降，往往容易因季节天气变化而导致鼻塞流涕、咽痛咳嗽等感冒症状。增强抵抗力，防患于未然，不妨也按按天宗穴。

背部有个很灵的"感冒穴"，男女老少感冒都管用

天宗穴（图 3-27）是手太阳小肠经腧穴，具有疏风解表、行气通络的作用。《医宗金鉴》一书提出"太阳主表，为一身之外藩"，即太阳经的阳气走于体表，为保护人体的藩篱。而且，手太阳小肠经与"阳脉之海"的督脉相交，同为阳气偏盛的经脉。天宗穴在背部，与心肺相近，又是阳气聚集之处。因此要温补阳气、疏风解表以防治季节变化引起的感冒，不妨用用天宗穴。

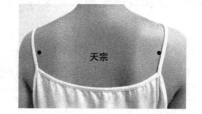

图 3-27　天宗穴

在肩胛部，冈下窝中央凹陷处（肩胛上 1/3 处可扪及一斜向内下的骨性突出，为肩胛冈，其下即为冈下窝），约平第 4 胸椎即是天宗穴的位置。

按摩时将拇指置于穴位上，其余四指于肩部固定；拇指适度用力按揉，以感觉酸胀为度。每次按揉 2~3 分钟，1~2 次 / 日。也可使用艾条悬灸。将艾条点燃后，置于距离穴位皮肤 3~5 厘米处悬灸，每次艾灸约 20 分钟，1~2 次 / 日。

聪耳开窍的要穴

听宫穴（图3-28）为经穴名，属手太阳小肠经。听宫是手少阳三焦经、足少阳胆经、手太阳小肠经的交会穴。听指听闻，宫即宫室，此指耳窍，此穴在耳部，有通耳窍之功，故名听宫。

腧穴释义

听宫。听，闻声也。宫，宫殿也。该穴名意指小肠经体表经脉的气血由本穴内走体内经脉。本穴物质为颧髎穴传来的冷降水湿云气，至本穴后，水湿云气化雨降地，雨降强度比颧髎穴大，如可闻声，而注入地之地部经水又如流入水液所处的地部宫殿，故名听宫。

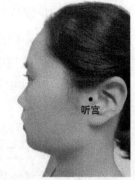

图3-28　听宫穴

听宫亦称多所闻、多闻。多，大也。所，修饰词。闻，闻声也。穴名之意指本穴气血所流入的地之地部为空洞之处，产生的回声既响又长。理同听宫名解。

听宫穴为手足少阳手太阳之会。本穴中的气血物质既有手少阳经耳门穴地部流来的经水，又有足少阳经瞳子髎穴流来的地部经水，故本穴为手足少阳手太阳之会。

附注：手、足少阳与手太阳经交会穴。

出处：《黄帝内经·灵枢·刺节真邪》"刺此者，必于日中，刺其听宫，中其眸子，声闻于耳，此其输也。"《针灸甲乙经》"听宫，在耳中，珠子大，明如赤小豆。"

特异性：听宫穴为手少阳三焦经、足少阳胆经、手太阳小肠经的交会穴。

取穴位置：在面部，耳屏正中与下颌骨髁突之间的凹陷中。

功能主治：聪耳开窍、宣耳窍、宁神志。

主治：①耳鸣、耳聋、聤耳等耳疾；②齿痛。

穴位配伍：配翳风、外关主治耳鸣、耳聋；配颊车、合谷主治牙关不利、齿痛。

刺灸法：张口，直刺1~1.5寸。留针时应保持一定的张口姿势。

临床运用：现代常用于治疗耳聋、中耳炎、下颌关节功能紊乱等。

7. 足太阳膀胱经（图 3-29）

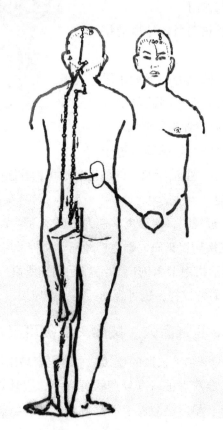

图 3-29　足太阳膀胱经

通治目疾的要穴

攒竹穴定位：攒竹穴（图 3-30）在面部，当眉头陷中，眶上切迹处。

快速取穴：皱眉，眉毛内侧端有一隆起处即是攒竹穴。

何为攒竹穴呢？

攒指聚集，竹指竹子，该穴在眉头，眉如竹叶簇聚，故名攒竹。

眉犹竹叶，穴在眉内侧端，喻如新生之竹攒生，本穴犹竹叶之蒂柄，《针灸甲乙经》有"在眉头陷者中"，因名攒竹。

攒竹可以治疗什么病症呢？

● 攒竹穴的功效与作用

1）攒竹穴具有清热明目，祛风通络的作用。

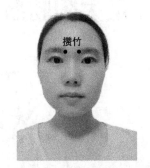

2）攒竹穴在眉头凹陷处，下近于眼部，上近于眶上及前额部，因此可治疗眼目、眶骨、前额及眉棱骨等局部病。

图 3-30　攒竹穴

3）足太阳经膀胱经的经脉循行过于腰部，根据"经脉所过，主治所及"的原理，故可治疗腰痛疾病。

● 攒竹穴主治病症

1）五官科疾病：近视眼，泪囊炎，视力减退，急性结膜炎，眼肌痉挛。

2）精神神经系统疾病：头痛，眶上神经痛，面神经麻痹，膈肌痉挛。

特效按摩：可用示指中节由内向外沿眉毛刮抹眼眶，稍用力，对治疗眼睛红肿、肿痛等热证效果通常较好，也可舒筋活络，舒眉展目。

腰部的肾俞穴，按摩、艾灸可温肾补阳

有些人常常出现全身怕冷怕风的症状，平时也容易出汗，少量进食则胃脘部胀满不适，关窗闭户、穿衣裹被后全身症状可暂缓。这时如果使用麦粒灸施灸于双侧的肾俞穴进行治疗，怕冷现象就会明显好转，精神状态也有所改善。这是为什么呢？

肾俞穴可激发肾气

肾俞穴（图 3-31）是膀胱经上的主要穴位，肾字指肾脏，俞为传输之意。肾俞穴位于腰部，也是肾之精气聚集之处，具有补肾纳气、健骨强筋、充耳益髓、固精敛涩、调经止带等多种功

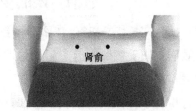

图 3-31　肾俞穴

能。按摩或艾灸肾俞穴亦可培补肾元、扶助正气，能够培补并激发肾气，以助肾脏气化，促进津液代谢，升清降浊。

艾灸、按摩皆相宜

1）艾灸肾俞穴

艾灸肾俞穴在慢性肾病恢复期能够帮助患者稳定病情，预防发生严重的并发症。

《扁鹊心书》云："肾俞二穴，凡一切大病于此灸二三百壮，盖肾为一身之根蒂，先天之真源，本牢则不死。"艾灸肾俞穴可有效激发身体阳气、益肾精。肾俞穴常与委中穴、委阳穴等配伍。

悬灸法：悬灸即为悬空施灸，是不借助于任何灸器以左手按穴、右手持艾的悬空操作。每次灸 10~20 分钟，每日或隔日 1 次，7~10 次为一个疗程。

2）按摩肾俞穴

取舒适卧位，操作者两手拇指指腹放置在肾俞穴上，用力下压，按而揉之，使穴位产生酸、麻、胀、重的感觉。再用手掌大鱼际紧贴于穴位，稍用力下压并来回摩擦穴位，使局部有热感向内部渗透，以皮肤微红为度，再用拍法放松。如此反复操作 5~10 分钟，每日或隔日 1 次。

一个治疗腰背疼痛的要穴

腰酸背痛作为一种常见的亚健康形式，严重影响着人们的生活质量，尤其是老年人患腰背疼痛，更是痛苦难堪。

腰部和背部的绝大多数疼痛，比如腰痛、背痛、腰酸、腰椎间盘突出等，问题都出在膀胱经上，都是由于膀胱经气血不通造成的。足太阳膀胱经是阳气最旺盛的一条经脉，在人体的腰部和背部，除了正中间的一条督脉，其余就全是膀胱经了，脊椎左右各两条。

委中穴（图 3-32）刚好在一个岔路口上，在背部分为两支的膀胱经在这里汇合为一支，继续下行。因此，刺激这个穴位，能振奋整个膀胱经的活力，尤其是疏通腰背部的气血。发作时按摩一下委中穴，腰背疼的症状就会缓解。

委中穴属于足太阳膀胱经，位于腘横纹中点，股二头肌腱与半腱肌腱中间，即膝盖里侧中央（膝盖后面的直线中间叫作委中穴）。

准确位置：在我们弯曲腿部时，膝关节的背面也就是凹陷处，最里端的正中点。

图3-32　委中穴

主调病症

头痛、恶风寒、小便不利、腰背痛、遗尿等。

穴位配伍

委中穴配肾俞穴、腰阳关穴，具有活络止痛的作用，主要缓解腰腿痛、坐骨神经痛；委中穴配曲池穴、风市穴，主要缓解湿疹、疔疮等。

穴位疗法

按摩疗法：用大拇指按揉委中穴100~200次，有助于调理腰腹痛、头痛、恶风寒，对缓解腰腿疼痛有着重要的辅助作用。

艾灸疗法：用艾条温和灸委中穴5~20分钟，可改善小便不利、腰背痛、遗尿。

刮痧疗法：用面刮法从上向下刮拭委中穴3~5分钟，隔天1次，治疗腰腿痛、下肢疼痛等。

针灸疗法：直刺委中穴1~1.5寸，或用三棱针点刺腘静脉出血。针刺不宜过快、过强、过深，以免损伤血管和神经。

8. 足少阴肾经（图 3-33）

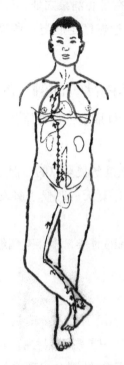

图 3-33　足少阴肾经

排除浊气第一要穴

《黄帝内经》中说："肾出涌泉"。也就是说，肾经之气源于足下，由此涌出灌溉全身，所以按摩涌泉穴具有良好的健肾作用。另外，涌泉（图3-34）直接地气，是人体排除病气、浊气的第一要穴。

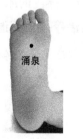

1）取穴方法：该穴位于脚心，卷足时足心最凹陷处。

2）穴位主治：高血压、精力减退、倦怠无

图 3-34　涌泉穴

力、神经衰弱、失眠、过敏性鼻炎、糖尿病、肾脏病等。另外，可通过运气训练，将病气、浊气从涌泉排出。

3）按摩方法：用拇指指端放在足心涌泉穴处，反复按压与按揉100次。

4）涌泉排出病气、浊气法：边按摩足底与足涌泉穴，边温水泡脚。水是良导体，可以介导涌泉穴排毒。

一个让您"体内冰雪即融"的神秘穴位

生活中，有很多朋友尤其是女性朋友，常常伴有手足不温的情况。

（1）手足不温是怎么回事？

正常情况下，人体的手足应该是冬暖夏凉的，但是现在很多人往往相反：冬天手脚冰冷，严重时还会出现冻疮；夏天的时候手脚发热发烫，晚上睡觉的时候莫名有一种烦躁感！

尤其是女性朋友，在月经来临的时候，多伴有痛经的症状，这多是脾胃虚寒和肾阳不足的表现。

（2）手足不温怎么办？

对于这种疾病的治疗，往往采用温阳健脾、补肾通阳的办法。

虚寒体质人的体内就如同冬天一样，寒冷异常，冰冻三尺，就会出现手脚不温的现象，男性会伴有阳痿早泄，而女性则会出现痛经、不孕等疾病，试想一样，在冬天里种什么也不会生长发育，就算是发育也是相当慢的。

所以我们要将春天的阳光照进体内，暖化冰雪，让体内的冰雪变成春天的涓涓细流！

用什么方法让"体内的冰雪"化成"洪荒之力"呢？按摩一个穴位就够了！

（3）太溪穴治疗手足不温有何魔力？

太溪穴（图3-35）是人体阳气汇集的一个重要场所。

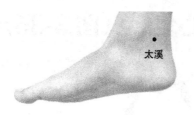

图 3-35　太溪穴

其实，太溪穴也是人体的第一大补穴，人们大都知道足三里是人体强身健体的大补穴，这两个穴位相比，太溪穴偏于补先天，足三里偏于补后天，所以补肾壮阳要从太溪穴开始补起。

太溪穴属于足少阴原穴，位置非常好找，位于脚踝处，也就是内踝后方与脚跟骨筋腱之间的凹陷处。

我们的左脚有太溪穴，右脚也是有太溪穴的。古书有云："肾也，其原出于太溪穴，太溪二。"

太溪穴和肾脏健康有着密不可分的关系，又被誉为"人体第一大补穴"。

肾是人体的先天之本，人体的元阴和元阳都来源于此，所以说肾是人体元气之源。太溪穴这个穴位名是指肾经水液在此形成较大的溪水，属于肾经的原穴。

在古代，太溪穴又被誉为"回阳九穴之一"，具有回阳救逆的功效。在过去，大夫在诊断垂危患者的时候，如果在这个穴位上能够摸到跳动的动脉，那就说明患者肾气并未衰竭，还可以救治。如果没有跳动，那就说明患者阴气缠身，大限将至。

（4）按压或艾灸太溪穴的方法

生活中如果手脚冰凉，可将太溪穴作为常用的保健穴，生活工作之余可每天坚持按压或艾灸，可起到很好的治疗效果。

取穴时，可采用正坐平放足底或仰卧的姿势，太溪穴位于足内侧，内踝后方与脚跟骨筋腱之间的凹陷处，每次按压 60~100 次，令局部有酸、痛感，每日 1~2次。很多的保健方式，都需要我们平时不断的坚持，这个穴位取穴简单，按摩起来也是简单方便，适宜长期坚持，让我们本着健康的目的，坚持操作，激发人体的正气。

9. 手厥阴心包经（图 3-36）

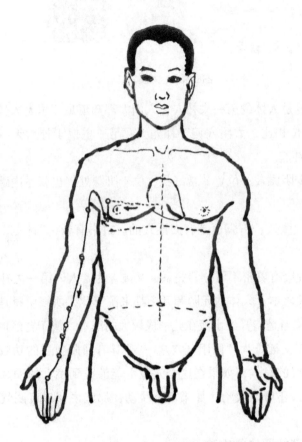

图 3-36　手厥阴心包经

一个让您不再为晕车而烦恼的穴位

内关穴的名字最早出于《黄帝内经·灵枢·经脉》。内关，内就是内部；关就是关卡的意思，因此可知道内关意指心包经的体表经水由此注入体内。内关穴的主要物质是间使穴传来的地部经水，流至此穴后由内关穴的地部孔隙从地之表部注入心包经的体内经脉，心包经中经脉经水的汽化之气无法从本穴的地部孔隙外出体表，如被关卡阻挡一般，所以它所属的这条经络得名心包经，通于任脉，会于阴维穴，是八脉交会穴之一。内关穴的真正妙用，在于它能打开人体内在机关，有补益气血、安神养颜的功效，所以内关穴可以有效地治疗晕车恶心。

穴位定位：把右手的中间三根手指并拢，把三个手指中的无名指，放在左手腕横纹上，这时右手的示指和左手的手腕交叉点的中点，就是内关穴。

取穴方法：内关穴（图3-37）在腕横纹上2寸中间凹陷处，以自己手的中指第2个关节为1寸，取穴时一般用一只手握紧另一只被按摩手臂的下端，使这只手的大拇指垂直地按在内关穴上，用指尖有节奏地进行按压，按摩以产生酸、麻、胀的感觉为最好。此外还有一

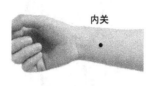

图3-37 内关穴

个很简单的个人找穴方法，可以攥一下拳头，攥紧拳头之后，在内关穴上，有两根筋，实际上，内关穴就在两根筋中间的位置。

经络所属：手厥阴心包经。

功能主治：治疗孕吐、晕车、头痛、胸肋痛、上腹痛、眼睛充血、手臂疼痛、恶心呕吐、心绞痛、月经痛、呃逆等，是多种疾病按摩治疗时的首选穴，此穴位采用指压法可以治疗风湿疼痛、治疗月经痛等。

穴位配伍：与合谷穴、少商穴、三阴交穴、太溪穴配合可以治咽喉痛；与太渊穴、合谷穴配合局部推按能消除胸肋疼痛。

10. 手少阳三焦经（图 3-38）

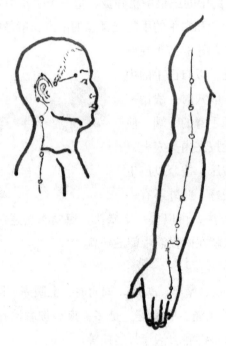

图 3-38　手少阳三焦经

感冒试试外关穴

外关穴为手少阳三焦经的络穴，又是通阳维脉的八脉交会穴。中医认为，奇经八脉之一的阳维脉是经过会通督脉而联系诸阳经的。阳维脉主一身之表，又与主一身之里的阴维脉相互作用，从而达到阴阳"自相维"，使各经之间互相联络，从而调节气血的盛衰。

外感风邪最容易伤及人体的阳经和肌表，使阳维脉对气血调节失控，所主体表的皮毛腠理开泄，出现恶风寒、汗出、头痛等症；皮毛腠理郁闭而发热。因此，刺激外关穴能通过调理阳维脉的气机，起疏风解表的作用，治疗各种感冒病症。

1）按摩法：用左手拇指尖端按压右手外关穴（图 3-39），向下按压，按而揉之，并屈伸活动右腕关节，让刺激充分达到肌肉组织的深层，产生酸、麻、胀、痛、热和走窜等感觉，持续数秒后，渐渐放松，如此反复操作数次，左右交替。每次每穴按压 5~10 分钟，每日 1 次。

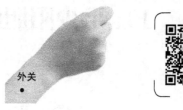

图 3-39　外关穴

2）艾灸：治疗时选用舒适的体位，一般为坐位。将艾灸点燃后放于外关穴上方，距离皮肤 2~3 厘米施灸，使温热感向深处、远处扩散，以无灼痛为宜，一般每次灸 10~15 分钟，以局部潮红为度，每日或隔日灸 1 次。

11. 足少阳胆经（图 3-40）

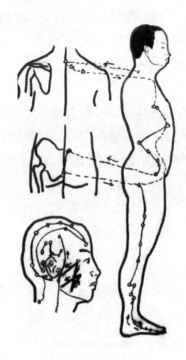

图 3-40　足少阳胆经

明目醒脑，可以按按风池穴

风池穴（图 3-41）属足少阳胆经，胆经气血在此吸热后化为阳热风气。风池最早见于《灵枢·热病》。风指风邪，池是较浅的容器，风池穴意为人身体里一个藏风邪的地方，但藏的又不深，容易露出水面，易祛除。

中医风邪的含义很广，受了风寒，头痛头晕，中医称之为"头风"；身体抽搐痉挛，

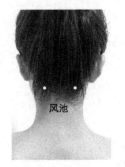

风池

图 3-41　风池穴

称为"肝风内动";突然起了疹子,俗称"风疹"。卒中习惯称为"中风"。但凡病的名字里面带了风字,多与风邪有关,也就与风池穴有关。常常揉风池穴,能预防和调治许多由风邪引起的疾病,如感冒头痛、小儿抽动秽语综合征、帕金森病等。

除此之外,此穴还有清热发散、清脑安神、聪耳明目、利五官七窍、舒筋通络之功效,为外感风邪、肝火上炎、肝风上扰所致的头、脑、眼、耳等疾病的常用穴。

取穴位置

摸后脑时,会摸到头发边缘有一个凹窝,挺大的,很明显,如果往里一推,就会触到脖子后面的两根硬筋,往上面就是枕骨,用大拇指往里一顶,便会摸到风池穴,点按时闭眼效果更佳。

一般按此穴1分钟,会明显感到眼睛明亮,神清气爽。另外,此穴还是奇经八脉中阳跷脉的终止穴,阳跷脉起于足跟,主管下肢运动,所以也可用来调理足跟痛。

功效主治

晕车晕船

"诸风掉眩,皆属于肝",晕车、晕船、晕飞机这些症状全是肝风上扰引起的,风池穴虽是膀胱经穴,但它是胆经、阳维脉的交会穴位,肝胆互为表里,所以风池穴能制肝风,能搜全身的风,所以针灸、按摩风池穴是全效的。

明目醒脑

风池穴是明目醒脑第一穴位。中医认为,"头目风池主",这是因为头部的风池穴能够治疗很多种疾病。风池穴经常和攒竹穴、太阳穴、睛明穴、四白穴等穴位配合,能够用来治疗眼部疾病,缓解眼部不适症状。

偏头痛

突发偏头痛时,可以用自己的两个中指重力按压双侧风池穴,一边按一边揉,连续按压3分钟,再配合按压患侧的太阳穴3分钟、合谷穴1分钟,偏头痛的症状即可缓解。

眩晕

颈动脉供血不足常会导致头晕脑胀、恶心欲吐、耳如蝉鸣、不敢睁眼等，头部侧转活动时症状更为严重。这种情况也可以用指压自己治疗。指压双侧风池穴 3 分钟，然后再按压头顶部的百会穴 3 分钟，即可减轻头晕症状。

安神催眠

以两手指螺纹面，紧按风池穴部位，用力旋转按揉几下，随后按揉脑后，做 30 次左右，以有酸胀感为宜，此法对安神催眠较为有效。

12. 足厥阴肝经（图 3-42）

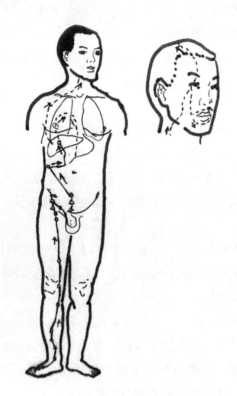

图 3-42 足厥阴肝经

改善面色发黄，按按行间穴

行，行走、流动、离开；间，二者当中也。该穴名意指肝经的水湿风气由此顺传而上。

行间穴为肝经荥穴。荥主身热，故有清泻肝胆实火、利头目之功，主治头痛、目赤痛、眩晕、失眠等症状。

取穴位置：行间穴（图 3-43）位于足背侧，在拇指和第二趾之间取穴。

在中医看来，面色发黄一般跟气血不足、脾胃虚弱有关。而不管是气血还是脾胃，都与肝脏有着密切的关系。肝主藏血，如果肝血不足的话，血液可能流不到

面部，从而引起面色的变化。肝血不足或肝
火过旺还会影响脾胃的正常功能，使气血化
生不足，同样会影响面部。

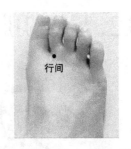

图 3-43　行间穴

有的时候你会发现，面色发黄的人往往
是那些工作压力大、心情郁闷的人，而中
医认为肝气郁结又是造成心情不畅的重要
原因。

肝气郁结会使气血瘀滞，面色也会发
黄。有些性格比较内向的女性，遇到事情总是闷在心里，不会倾诉出来，一段时
间之后就会感到胸闷、不想吃东西、肚子胀，甚至经常打嗝、叹气，脸色也慢慢
变得暗沉发黄，有的人甚至还会长出色斑。这种斑中医叫作"肝斑"，长出斑的原
因在于肝气郁结。

肝经不顺的人会经常生闷气，感觉心情郁闷，当然也会有"面子"问题。肝经
的路线为从足至头，行经面部，肝经不通，会造成血液运行不畅，面色也会慢慢
变黄，最终变成"黄脸婆"。

而刺激行间穴对于疏肝理气、调畅气机很有帮助，比较适合肝郁气滞或肝火旺
的人。面色发黄的女性经常按摩这个穴位，有助于改善皮肤状况。

对于肝病患者来说，按摩行间穴虽然不能根治肝病，却能疏通肝经、调畅气
血，改善肝功能，对于缓解病情具有很好的作用。

操作方法

两腿盘坐，以一手示指指尖掐按行间穴。掐按的力度以能耐受为度，注意不要
掐破皮肤。每天早晚各 1 次，每次 2~3 分钟，两侧行间穴交替掐按。

肝火旺盛怎么办？常按太冲来去火

生活中经常会遇到这类人群，一遇到事情就急躁上火，我们称这部分人群为
"肝火亢盛"。中医认为，肝脏主疏泄，对应的情志就是怒，所以过度亢奋的肝脏
就会出现"肝火"。同时在中医学理论中，认为肝在五脏中属于"刚脏"，刚指的
就是刚强之性，其气主升主动，易亢逆反，就像是一位平常就脾气火暴的将军，

稍有诱因就大发雷霆。

这个时候我们可以找身体上的一个"去火穴"，常按摩这个"去火穴"，可除燥、去肝火。这个穴位就是太冲穴（图3-44），太冲穴位于大脚趾和第二个脚趾之间的缝隙向上1.5厘米的凹陷处。由于它属于足厥阴肝经，因此按摩太冲穴，可以去肝火，效果非常好，临床经常可以用到。如果把手放在太冲

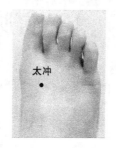

图 3-44 太冲穴

穴上，稍用力就会感觉太冲穴非常痛，说明肝火比较旺盛，那更要多按摩这个穴位。为了按摩的效果更好，可以在按摩太冲穴前，先用热水泡脚约10分钟，然后用大拇指从下向上推揉3分钟即可。在春季，一定记得经常按摩太冲穴，去肝火！

13. 督脉（图3-45）

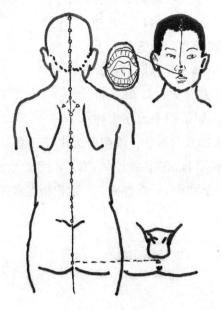

图3-45　督脉

腰疼怎么办？腰阳关来帮忙

随着年龄的增长，工作过于劳累，常常会出现腰痛的症状，可以试试腰痛特效穴——腰阳关。

在说腰阳关之前，我们先给大家讲句诗，叫作"劝君更尽一杯酒，西出阳关无故人"。相信大家都听过。这里的阳关在甘肃，是古代中原通往西域的门户，军事地位极其重要。因为位于南边，所以称为阳关，与之相对的还有一个重要的关隘叫玉门关。玉门关原本叫阴关，与阳关一北一南遥相呼应，后来为了好听，改称玉门关，两道关隘一起把守着河西走廊的咽喉要道。

在我们人体上，也有这样两相呼应的两个"关隘"，这就是任脉上的关元和督脉上的腰阳关。关元穴很多人都知道，在腹部。关是关口，元是元气，关元就是元阴元阳相交之处。

而腰阳关就相当于关元穴在背部的投影。腰是指位置在腰上；阳是指在督脉上，督脉为阳脉之海。腰阳关就是督脉上元阴元阳的相交点。这个穴在人体的位置堪比上文中的阳关，"战略地位"极其重要，是阳气通行的关隘。

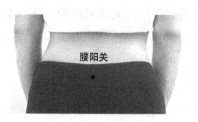

图 3-46　腰阳关

腰阳关（图 3-46）位于腰部，背后正中线，第 4 腰椎棘突下凹陷中，是专门治疗腰部疾病的穴位，尤其对于现代人经常犯的急性坐骨神经痛、腰扭伤等治疗效果非常好。发现腰部疼痛的时候，可以躺下来，趴着，用热毛巾，或者热水袋，在腰阳关的位置热敷，保持这个部位的热度，每次敷 20 分钟到半小时即可。如果身边没有合适的物品，也可以采用按摩的方式，用大拇指在腰阳关的位置打转按摩，每次按揉 100 下，可以很好地改善疼痛的症状。

中医将人体的颈、胸、腰椎分为三关，分别为风寒关、气血关、寒冷关。我们的腰阳关穴就在第 4 腰椎，正好处于寒冷关的中间地带，而这里又是阳气通行的关隘。很多老人到了冬天经常感到后背发凉，很大一个原因就是这里的经络不通，阳气无法上行。这时候，只要打通了腰阳关，阳气顺行而上，所有的问题自然就能迎刃而解了！

腰阳关在髂骨的位置，髂骨就是我们平常系腰带的地方。找这个穴的时候，先顺着腰往下摸，会摸到腰下有一块骨头，这就是髂骨。将双手大拇指在髂骨的边缘固定住，然后双手示指在背后交会，在背后中点的连线处就是腰阳关。

常按身柱穴，宝宝更健康

孩子对每个家庭都非常重要，多少父母为了孩子的健康操碎了心，而在中医学中对小儿的认识主要是：小儿脏腑娇嫩，形气未充。所以小儿常常会受到外邪的侵袭，引发疾病！如何让宝宝更健康呢？小儿强壮穴——身柱（图 3-47），可以让你们家的宝宝更健康，更多地远离疾病。

身柱，身就不用说了，我们重点了解一下这个"柱"字，柱在古代是指楹柱，就是在房子中直立的起支撑作用的构件。大家可以想一下，如果房屋的支柱倒塌了，房子还能完好无损地在那里为我们遮风挡雨吗？

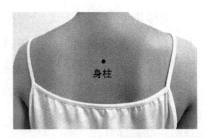

图 3-47　身柱穴

身柱在人体中的位置也是这样的，它在后背两个肩胛骨的中间，上接头部，下面和腰背相连，就像一个承上启下的支柱一样。我们在说一个人负担重的时候，总喜欢说他"上有老，下有小"，是家里的"顶梁柱"，其实就是突出他在家里的重要性。身柱也就是我们人体的"顶梁柱"，要想五脏六腑、四肢百骸都能好好地工作，不出问题，一定要照顾好身柱穴。

日本人对身柱推崇有加，称为"小儿百病之灸点"，意思就是说灸身柱穴对小儿疾病有很好的疗效。早在 1938 年，日本针灸学家代田文志就曾为长野县的小学生集体灸身柱穴，这些身体虚弱、动辄感冒、消化不良的孩子，一个多月以后就得到了明显的改善，半年之后基本痊愈了。这事当时在日本引起了轰动，以至于日本很多小学都效法施行。

其实，身柱能治疗的疾病很多，如脑力不足出现的眩晕、肺气不足产生的哮喘、脾气虚弱导致的下陷脱肛等，都属于正气先虚，督脉的阳气无法上升所致。在治疗上，最重要的就是扶正祛邪，补足正气。

所以，显而易见的，这个穴最大的作用就是强身健体，增强体质，提高人体的抵抗力。我们抵抗力弱的老人和孩子，更要注意这个穴。除了像日本人那样艾灸之外，按摩刺激的效果也很好。年轻的妈妈在睡前时常给孩子揉一揉，不仅可以免去孩子吃药打针的痛，还能让孩子深深体会到妈妈的拳拳爱意，对于心理的健康也是无法估量的。由于穴位在背后，按摩的时候有可能不太好着力，可以拿一枚圆圆的硬币，用硬币的边缘在身柱穴处上下滑动按摩。

而年轻人如果能时常给老人按摩的话，那更是给老人饱经风霜的心灵带来了无限慰藉。"夕阳无限好，黄昏景更佳。"这份"景"很多时候是需要年轻人去营造，去为亲人精心布置的。

从大椎往下开始就是胸椎，第一个突起的点，我们称为第1胸椎棘突，再往下数3个，在第3胸椎棘下面的凹陷处就是身柱穴所在位置。

多多按摩、艾灸身柱穴，让你家宝宝远离疾病！

如何妙用人体"小太阳"？

大家有没有这样的经历？

受凉后颈肩僵硬不舒服；或者得了颈椎病，感觉颈部发凉，特别想用东西捂着；或者遇风、遇冷，总觉得后颈难受；头晕颈椎病犯了，只觉得后颈发冷等情况。

中医上讲，人体的"小太阳"就是大椎穴（图3-48），当受凉、受风后出现感冒、发热时，或当出现后颈、后背发冷时，我们可针对大椎穴进行治疗。

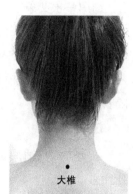

图3-48　大椎穴

大椎定位：后正中线上，第7颈椎棘突下凹陷中。

简便取穴：坐位低头，颈背交接处的椎骨有一处可随颈部左右摆动而转动的高突，即为第7颈椎棘突，棘突下有一凹陷即为本穴。

功效：散寒解表，温阳行气。

受寒、受风后，帮你"暖"起来的4个小动作。

1）中药溻渍法

在受风、受寒出现颈肩不舒时，可采用中药溻渍法。将生姜20克，黄酒10克混合，加入清水，煮开20分钟，用毛巾浸渍，待其温热，可用毛巾热敷大椎穴及颈肩部。重复溻渍3~4次，避免受凉。

大椎穴在上背部，是阳气汇集的地方，也是身体最容易受寒邪侵袭的地方。当寒邪、风邪侵袭人体的时候，最容易进入身体的门户就是上背部。

中药溻渍法可起到温经散寒、活血通经的作用，尤其适合于老年、阳虚的人群及风寒湿关节疼痛人群。

2）吹风机法

当感冒初起时，很多人会首先出现后头部和上背部的酸痛不适。在这种情况下，可以采用吹风机法。

选用吹风机最小的风力档，热风模式，将吹风机对准大椎穴，距离大椎穴 10 厘米左右，持续吹 5~10 分钟，直到大椎穴处皮肤微微发红，或者上背部和头部微微汗出，就可以停止了。

采用这样的方法，能够预防感冒进一步加重，同时有很好的温阳效果。当家里没有艾灸等材料时，可以采用吹风机法治疗。

3）悬灸

选用一根艾条，在一端点燃，将点燃的一端置于大椎穴皮肤上方约 1 厘米处施灸。施灸过程中如自觉皮肤灼热疼痛，可将艾条适当远离皮肤表面，待灼痛感缓解后继续施灸。每次灸 5~10 分钟。

疗程：吹风机法可以每天 1 次或隔日 1 次，直至症状缓解。悬灸法每天 1 次或隔日 1 次。

注意事项

以上方法均适用于寒证、虚证，若是表现为口干、咽喉疼痛等热证时，不建议使用。

解决偏头痛的神奇穴位

偏头痛的原因

偏头痛常因忧郁或恼怒而发病较多，多因肝气不舒、郁结化火、火随气逆上扰清窍，发为头痛。疼痛部位或右或左，头痛症状时轻时重，多与情绪有密切关系。现代社会女性压力过大，是偏头痛的高发群体，女性月经来潮、饮酒、空腹饥饿时都有可能会诱发偏头痛。多数女性在发生偏头痛前会出现疲劳、打哈欠、食欲缺乏、全身不适等前兆症状。引发偏头痛的原因有多种，如风寒外袭、风热上犯、肝阳上亢、气血亏虚、痰浊痹阻、瘀血阻络等。但现今的女性偏头痛多为肝阳上亢引起，所以治疗主要以疏肝理气、平肝潜阳为主。

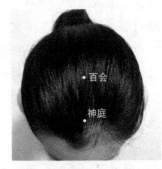

图 3-49　神庭穴、百会穴

偏头痛的治疗

偏头痛的发作，一般都是急性的。若身边无药，或服药后一段时间内未见疗效，不妨用下面简单的按摩方法，来缓解疼痛。首先我们要找到可以治疗偏头痛的特效穴位：神庭、百会（图 3-49）、太阳（图 3-50）、太冲。

取穴方法

神庭：在头部，当前发际正中直上 0.5 寸。

百会：在头部，两耳尖连线的中点处。

太阳：在眉梢和外眼角之间，向后约 1 寸的凹陷中。

太冲：位于足背侧，第一、第二跖骨结合部之前凹陷处。

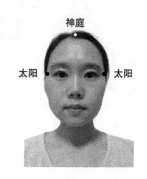

图 3-50　太阳穴、神庭穴

偏头痛操作方法

操作方法

偏头痛发作时，先用双手示指按百会 3 分钟；然后用双手中指推神庭，从发根部过神庭穴，入发际 1 寸，用双手中指交替进行，用力推 10 次；接着用双手拇指分别按揉两侧太阳穴 3 分钟；最后用大拇指用力从上向下推脚上的太冲穴，两侧都要推到。向下推是泻，向上推是补，由于我们以泻肝火为目的，所以应向下推。以上几个穴位配合使用，是通经活络，平肝潜阳，缓解因为肝阳上亢引起偏头痛的好方法。

14. 任脉（图 3-51）

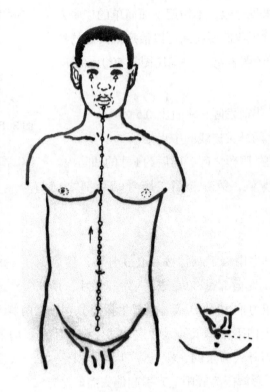

图 3-51　任脉

心主之宫城，膻中穴

　　膻中穴（图 3-52）是在我们日常生活中运用比较多的一个重要的穴位。中，是指穴位位于胸腔的中央，膻中穴为心包之所在，喻为心主之宫城，故名膻中。别名元儿、上气海、元见。《黄帝内经》中提到："膻中者，臣使之官，喜乐出焉。"意思是说膻中穴是心包经的令官，如果出现胸闷、心郁的情况，按摩膻中穴就可以驱散心中的郁闷之气，让心情变得愉悦。同时膻中穴也是任脉、足

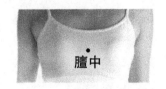

图 3-52　膻中穴

太阴脾经、足少阴肾经、手太阳小肠经、手少阳三焦经的交会穴，是宗气聚会之处。所以膻中穴具有理气活血通络、阻挡邪气、宣发正气、调节神经功能和消化系统功能等功效。膻中穴是养生大穴，备受古今养生家、医学家们的重视。膻中穴的定位：在胸部，横平第4肋间隙，前正中线上。

现代研究

现代研究发现，膻中穴位于人体胸腺的部位，可参加机体的细胞免疫活动。而点按该穴后不仅可影响心血管神经的调节中枢，促进全身血液的重新分配，改善冠状血流量，还可以提高胸肺部的自主神经功能。现代医学也证实，刺激该穴可通过调节神经功能，扩张冠状血管及消化道内腔径，在临床上可用于呼吸系统疾病（如咳嗽、支气管炎、胸膜炎等）、消化系统疾病（如呃逆、呕吐、食管炎等）、心血管系统疾病（如心绞痛、心悸、心肌缺血缺氧等）及产后缺乳等病症的治疗。

养生保健

那我们平时可以通过膻中穴保养身体吗？我们平时常按膻中穴，这样也有很好的保健作用。在劳累不适、心跳加快、头晕目眩等亚健康状态时，按按膻中，可以提高心脏工作能力，使症状缓解；工作、生活压力大，难免烦躁生闷气，按按膻中就可使气机顺畅，烦恼减轻；女性朋友按此穴不仅能防治乳腺炎，还可丰胸美容；产妇灸膻中则可催乳。

轻松度过特殊期，中极穴来帮忙

相信很多女性每个月都会有几天生不如死，极度痛苦，这就是痛经，严重影响许多女性的生活质量。为了给各位女性减轻一点痛经时的痛苦，重点来介绍一个痛经特效穴——中极穴（图3-53）。古人说"天有六极"，指的就是天地之上下四方。其中，中极就是天上的北极星，其位于紫薇宫中，天道循环不停，但北极星位置永不移动，人们说它"居其所而众星拱之"，将其视为群星之首，顶礼膜拜。我们人体上的中极穴也取此意，认为它是人体上下左右的中心，就像天上的北极星一样，是身体的腹地，就好像房屋的内室一样，轻易不得

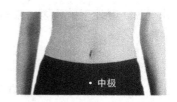

图3-53 中极穴

入内。

中极穴在人体下腹部，前正中线上，脐中下4寸。如果我们拿一副人体解剖图，中极才是位于人体的正中。这里是人体元气藏聚的地方，女子胞宫、男子精室都在这里，它的重要性堪比天上的北极星，人类一代一代的传承都和这里息息相关，可以说是繁衍后代的腹地。

所以，中极穴对于调理内在不通的疾病效果非常明显，如女性月经不畅、痛经等，都可以运用此穴。具体操作：用拇指顶在中极穴处，顺时针、逆时针各按摩50次。女性体质多寒凉，可将手掌心搓热之后，按揉此处，可以起到保温的效果。中极在人体当中处于腹地的位置，它向四周辐射的能力也是最强的，有点"一人得道，鸡犬升天"的味道。确实，中极穴不仅能够治疗周边相关的疾病，对于子嗣的健康也有很大的关联，算得上是牵一发而动全身，不能等闲视之！

怎么准确找到这个治疗痛经及生殖系统疾病的特效穴呢？关元穴下1寸就是中极。关元穴在肚脐下3寸，把手掌放在肚脐下面，手掌外侧缘就是关元穴。

多多按摩、艾灸中极穴，让你远离痛经。

穴位按摩调理过敏性鼻炎

过敏性鼻炎是生活中比较常见的一种过敏性疾病，在医学上称为变态反应性鼻炎，主要以鼻塞、鼻痒、喷嚏、流涕为临床表现。近年来，有逐渐增高的趋势，多发于20岁以下的青年，大多与体质因素有关，短期难以治愈。它分为常年性和季节性两类。季节性过敏性鼻炎多在春秋两季发生，通常由花粉、柳絮等引起，亦叫作"花粉症"，多和室外环境有关。过敏性鼻炎也会诱发一些并发症，如支气管哮喘、过敏性咽喉炎等。由于过敏性鼻炎发作时呼吸受到影响，亦会导致头昏、头痛、嗅觉下降、失眠等，影响人的正常睡眠与工作学习。因此，日常调养、预防复发至关重要，被过敏性鼻炎困扰的患者可以尝试以下方法来改善症状。

穴位按摩

过敏性鼻炎的发生与肺、脾、肾三脏功能失调有关，经常按摩相关穴位对于疏通经络、调节脏腑功能有良好的作用。自我按摩，不但操作简便，不需任何费用，而且能够扶助正气、增强体质，改善过敏体质。

1）迎香穴

迎香穴（图3-54）在鼻翼外缘中点旁，当鼻唇沟中，主治鼻塞、衄衄等病症。迎香穴属于手阳明大肠经，位于鼻旁，脉气直通鼻窍，又为手阳明大肠经、足阳明胃经的交会穴，可通调两经经气，疏泄两经风热，故通经活络、通利鼻窍作用较强，是治疗各种鼻部疾患的要穴。由于手阳明大肠经与肺经相为表里，所以按摩该穴，还可以调补肺脏。按摩时，用双手示指或中指略微用力按揉迎香穴，每次1分钟，3~5次为一组。

2）上星穴

上星穴（图3-55）位于头部，当前发际正中直上1寸（约等于大拇指的宽度）。主要治疗各类头面部疾病、眼病、鼻病、热病等。按摩时可用手指用力按揉，也可用指关节或掌根敲打，每次1~2分钟。

3）印堂穴

印堂穴（图3-54）位于人体额部，在两眉头的中间，有明目通鼻、宁心安神的作用，为经外奇穴。临床上主要用于配合治疗失眠、头痛、鼻渊等病症。按摩时可用手指用力按揉，也可用指关节或掌根轻轻敲打，每次1~2分钟。此外对于流清水鼻涕，遇冷发作的患者亦可艾灸印堂穴，往往能取得很好的疗效。

4）鼻通穴

鼻通穴又名上迎香，在鼻孔两侧，鼻唇沟上，主治鼻炎、鼻窦炎、过敏性鼻炎、头痛等。鼻通穴为经外奇穴，对过敏性鼻炎引起的鼻塞、流涕有很好的治疗效果。按摩时，双手示指微用力，顺时针或逆时针旋转按揉，每次1分钟，3~5次为宜。

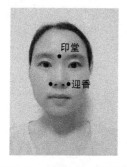

图3-54 迎香穴、印堂穴

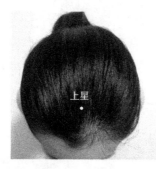

图3-55 上星穴

过敏性鼻炎偏头痛操作

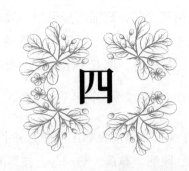

四

生活妙招

1."手"护健康，小儿推拿

　　小儿生病吃药难，家长还担心药物有不良反应，尤其是国家对滥用抗生素严格抵制后，如何预防小儿疾病成为每一位家长关心的问题。在此背景下，小儿推拿不打针、不吃药，纯绿色疗法就成了热潮。

　　小儿推拿古称小儿按摩，在各医典古籍中都有很详尽的记载，是一门源远流长的中医儿科外治法，能够留存至今，其科学性和有效性是毋庸置疑的。利用小儿推拿进行日常保健，对增强 0~7 岁孩子的抵抗力、调理慢性疾病、促进生长发育是很有效果的。

　　想要宝宝身体强壮、抵抗病菌，我们今天就教大家一套简单可行的六步推拿保健操来增强孩子的免疫力，大家一块儿来学学吧！

补脾经

　　位置：拇指的螺纹面（用旋推法补脾经）。

　　操作：在拇指螺纹面旋推，顺时针方向为补，逆时针方向为泻。300~500 次。

补肾经

　　位置：小指掌面，自指尖至指根成一直线。

　　操作：将小儿的小指掌面向上，夹入术者左手虎口内，右手拇指由小儿小指指尖推至指根称补肾经，100~500 次。

补肺经

　　位置：无名指掌面。

　　操作：将小儿的无名指掌面向上，夹入术者左手虎口内，右手拇指推之。由指根推向指尖或来回推称为清肺经；由指尖推向指根称为补肺经，100~500 次。

揉丹田

　　位置：小腹部（脐下 2 寸与 3 寸之间）。

　　操作：用大鱼际按揉 100~500 次。

按揉足三里

　　位置：足三里位于小腿前外侧，外膝眼下 3 寸、胫骨外侧前缘一横指。

操作：用拇指指端着力按揉 30~50 次。

捏脊

位置：位于腰背部，当第 1 胸椎至第 5 腰椎棘突下两侧，后正中线旁 0.5 寸。

操作：以两手拇指置于脊柱两侧，从下向上推进，边推边以示指、中指捏拿起脊旁皮肤，操作 3~6 遍。

每天坚持按照这六步给孩子推拿，就可以增强孩子的抵抗力，远离感冒、腹泻、皮肤过敏这些问题！

以上保健手法可隔天进行 1 次，因小孩皮肤娇嫩，在操作时必须耐心、轻柔，且持之以恒，切勿操之过急！

2. 小小中药方，育儿保健康

敷脐治疗小儿寒性腹泻验方

取吴茱萸 3 克，苍术 10 克，丁香、小茴香各 6 克；敷于脐部，用纱布覆盖，胶布固定。每日 1 次。适用于小儿寒性腹泻患者。

取吴茱萸 3 克，苍术 10 克，丁香、小茴香各 6 克。用火焙干研粉，混合均匀。每次取药 5 克，用温米汤拌匀，敷于脐部，用纱布覆盖，胶布固定。每日 1 次。适用于小儿寒性腹泻患者。

儿童痱子外洗验方

盛夏酷暑，一些小宝宝起了一身痱子，这令家长很头痛，用中药洗浴的方法治疗，效果较好。

处方：苦参、白芷、白鲜皮各 20 克，用纱布包好，多加水，水煎 10 分钟，再加入薄荷 20 克，煎煮 2 分钟，待药液温凉后给小儿洗浴患病部位，并可轻轻按摩，洗浴完毕后，要立即擦干患儿，穿好衣物。

儿童厌食验方

验方一：谷芽 6 克，麦芽 8 克，山药 8 克，干蒲公英 10 克，水煎服，每日 1 剂，温服。本方适用于小儿因食入肥甘油腻食物过多导致的厌食、纳差、乏力等，一般 3~5 剂则可愈。

验方二：山楂 10 克，神曲 8 克，干鱼鳅串全草 10 克，鸡矢藤 5 克，水煎服，每日 1 剂，温服。本方适用于小儿纳差、厌食、形体消瘦，一般用 5 天可见明显疗效。根据病情、病程，可用 5~10 天。

验方三：百部 10 克，干苦楝皮 5 克，黄柏皮 5 克，木香 3 克，陈皮 3 克，水煎服，每日 1 剂，温服。本方适用于儿童因蛔虫引起的厌食、肌瘦、面色无华等。一般在配合服用 1 次阿苯达唑片后，连续服用 3 剂即有效，最多不能服用超过 1 周。

3. 适合少女的健康运动方法

进入青春发育期的女孩子，生理上会产生一系列的变化。所以应减少剧烈的、大强度的跑跳，选择竞技性小、娱乐性强的运动进行锻炼，这对妙龄少女的发育是有益处的。适合少女锻炼的项目很多，如游泳、武术、乒乓球、羽毛球、长跑等。但最适合女子心理、生理特征的锻炼莫过于健美操、踢毽子、跳皮筋和跳绳。参加这些项目的锻炼，对环境和条件要求不高，而且既经济又便于开展。

健美操又称现代节奏操，它是在优美的旋律伴奏下，用各种身体姿势和徒手动作在表现自我中进行的。它的运动负荷适中，动作优美，变化多，自由度大，随意性强，娱乐性高。既可以单独练习，又适合集体练习；既适合体能强的人练，也适合体能弱的人练。长期参加健美操练习，可使少女在柔韧、协调、灵敏、耐力等方面得到良好的发展。对塑造少女健美的姿态，培养节奏感，提高身体的表现力和音乐素养，都有良好的作用。

踢毽子时，一只脚站立支撑着身体，实际上是对人的平稳能力的锻炼。另一只脚用脚内侧、脚外侧、脚背踢毽子，则可以锻炼踝、膝、髋、腰和颈等处的柔韧性和灵活性。两手随动作不停地动，一方面起着平衡器的作用，另一方面可对肩、肘进行协调性的练习。踢毽子时，需要眼睛和腿的高度配合，这是对神经系统指挥能力的一种极好的锻炼。踢毽子时，人的呼吸加深加快，血液循环加强，促进了新陈代谢。假如在踢毽子时，再加上各种盘拐、对踢、平稳、跳跃及抛接等花样配合，则更具有趣味。

跳皮筋有许多跳法和技巧，由低向高，由下向上逐级上移，跳完一级后才能升高一级。跳的姿势也有许多变化。有双人跳、单人跳、花样跳等。

在跳皮筋时，皮筋举得越高，跳的难度就越大，对锻炼身体的作用也就越大。特别是对腰腿的柔韧性和各个关节的灵活性作用更大。这项活动主要是跳跃动作，可对下肢骨骼产生一定的压力，使骨骼得到更多的血液和营养。对少女下肢骨骼弯曲和扁平足的形成都有良好的预防作用。

跳绳主要是以四肢活动为主，两脚跳跃、两腕旋转，肩、背、腰、腹、臀部、大腿、小腿直至脚的各个关节都参加活动。因此，全身的血液循环加快，得到更充分的氧气和营养供应。同时对下肢骨有较强的压力，对促进骨骼的生长作用较大。在自摇自跳时，需要上下肢的密切配合，因此，对提高神经系统的协调和灵活性都有较大的益处。

参加健美操、踢毽子、跳皮筋和跳绳等项锻炼，能使人体不断地做有节奏的活动，肌肉不断地收缩和放松，从而对心血管系统、呼吸系统都能起到较好的锻炼作用。

4. 美丽"七分裤"，冷跑"大姨妈"

对于女性来说，如果脚踝部缺乏保暖，易让凉气入侵体内，长此以往就会造成血液循环不畅、月经紊乱、腹部疼痛、腰腿疼痛等症状，还可能导致不孕不育。

老一辈说"寒从脚起"，但当下年轻人却以"破洞裤、七分裤"为时尚。于是很多年轻女性发现自己的"大姨妈"（月经）不规律了。专家提醒，冬天冻手冻脚可不止关节疼痛那么简单。

脚踝部位分布着淋巴管、血管、神经等重要组织，是人体中一个重要的承重关节，由于脚踝皮下脂肪较少，所以它的保暖性能比较差，如果过早把脚踝露出来的话，有可能导致踝关节疼痛，甚至是腿寒。尤其对于女性来说，如果脚部缺乏保暖，易让凉气入侵体内，长此以往就会造成血液循环不畅、月经紊乱、腹部疼痛、腰腿疼痛等症状，还可能导致不孕不育。

除了脚踝外，头部、肚脐这两个部位也不要受凉。专家提醒，手足冰凉的女性若是乱了"大姨妈"，通常是长期的生活习惯、穿搭习惯等原因所致。因此，一定要从起居、饮食、运动等方面进行养护，开启冬季顺应四时的养生模式，早睡晚起，保证充足睡眠，有利于阳气的潜藏。

到了冬季，在加强保暖的同时，也需注意饮食营养。饮食中可适当加入高热、高营养、味浓色重、补益力强的食物，如羊肉、牛肉、鸡肉等动物类食品，对于阳虚寒盛所致手足冰凉之人尤为有益。

平时，手足冰凉之人煲汤时可加入少许温阳益气之品，如红参、肉桂、干姜；也可加入少量的补阴之品，如当归、枸杞，以防温补太过而生燥热；阳虚兼气虚者，可加党参、白术、茯苓、山药、黄芪等健脾补气。

5. 保健美容小方法

现在的电脑办公越来越普遍，但由于人们长期面对电脑，很少出去活动，很多人出现面色苍白、皮肤苍白或萎黄，甚至处于亚健康状态，整个人看起来没有精神。所以，给大家推荐一个简便易行的保健美容小方法——搓面法。

文献记载

明代《养生类要·逍遥子导引诀》中记载："搓涂自美颜……两手搓热拂面七次……搓拂数次。行之半月则皮肤光润，容颜悦泽，大过寻常矣。"《山居四要》"五更两手擦摩令热，熨腮去皱纹，熨眼明目。"所以，搓面不仅可以美容养颜，还可以明目祛皱。

面部穴位

面部有三十多个穴位，大家熟悉的有太阳、鱼腰、攒竹、丝竹空、晴明、承泣、四白、迎香、颊车、地仓、人中、承浆等穴位。按摩面部，通过点按揉等方法刺激穴位，可以起到调和气血、升发阳气、醒神明目的作用。

搓面法操作

《中国公民中医养生保健素养》第三十六条

搓面法：每天清晨，搓热双手，以中指沿鼻部两侧自下而上，到额部两手向两侧分开，经颊而下，可反复10余次，至面部轻轻发热为度。可以使面部红润光泽，消除疲劳。

面部穴位美容按摩法

按摩分为三步。第一，穴位点按。顺序为先上后下、由内向外，面部两侧同时进行。点按的力度和时间以每穴得气为度。全部常用穴点按毕，术者双手对掌搓擦发热后，非常轻柔地触于面部，掌心护于面颊部，手指指向额部，约2分钟。之后再在各穴位处进行一次轻柔地按揉，以扩散气感。

第二，穴与穴间连线推揉。以一穴为起点，经按揉得气后沿着下一穴位方向慢慢移行，边按揉边移行直到终点。在移行过程中，要保持穴位按揉时的气感。此步先后顺序排列如下：印堂→攒竹→太阳；承泣→颧髎→耳门；人中→迎香→地仓→下关；承浆→颊车。如此每条穴位线按揉 2 次后，面部皮肤开始发红并有灼热感。

　　第三，线与线间连法振揉。以先额部，后颞部、颧部、面颊部、颏部及眼、鼻、口三角部为序逐一进行。

6. 中医让你拥有好"孕气"

身瘦不孕是难题，中药药膳可调理

曾经听老一辈的人说："均匀饱满的女性好生养。"太过瘦小的女人，在生育方面会比较吃力。傅青主认为，瘦弱女人不易受孕，往往是血虚所致。日常可以用饮食调理身瘦不孕的情况，往往有不错的效果。

在《存存斋医话稿》中记载了一方，用粥油，日日取起，加盐少许，空腹服下；加食盐起到引药入肾经的作用。粥油又称作米油，采用上好的大米或小米慢慢熬制而成地浮在锅面上的浓稠液体，粥煮好后，放入容器，凉一下，取最上面一层即可。

小米、大米味甘、性平，具有补中益气、健脾和胃的作用，用来煮粥后，很大一部分营养都进入汤中，古人有云："穷人喝粥油赛过富人吃人参"。可见粥油的妙处。清朝有位学者叫赵学敏，他在著作里记载："米油黑瘦者食之，百日即肥白，以其滋阴之功，胜过熟地，每日一碗，淡服最佳。"《本草纲目拾遗》中说它味甘、性平，滋阴长力，肥五脏百窍，利小便通淋。新中国成立前，民间的穷苦人家、产妇无奶，也喂婴儿粥油，此方原本是治疗男子精少之方，同样适合身瘦不孕的女性。

既然是血虚，就要补血养肝

可以用墨鱼250克，甲鱼、乌骨鸡、山药各100克，阿胶10克，枸杞20克，调味品适量，将墨鱼、甲鱼、乌骨鸡洗净、切块，与山药、枸杞同入锅中，加清水适量，炖到甲鱼、乌骨鸡熟后，调入阿胶、食盐、味精等，再煮沸服食，每周2剂，连续3个月。

墨鱼味咸、性平，入肝、肾经，具有养血、通经、补脾、止带的功效，非常适合女性服用。墨鱼肉、骨都可以入药，李时珍称墨鱼为血分药，是治疗妇女贫血、血虚经闭的良药。甲鱼性平、味甘，归肝经，更是自古被人们视为滋补佳品。

女性受冷易宫寒，红花当归来调理

女人最大的敌人是宫寒。民间也有"男要冷养，女要热养"的说法，这到底是因为什么呢？

出现宫寒的原因主要有两个，一是个人体质，如平时就怕冷、手脚容易发凉，这样的原因多是女性体内阳气不足，易出现宫寒；二是与不良的生活习惯关系密切，如一些女性由于爱吃冷饮、寒冷的天气穿衣服单薄着凉导致。

调理宫寒最好的方式就是进补。入冬以后，女性可以试试当归生姜羊肉汤，汉代名医张仲景在《伤寒杂病论》中多次使用此方。当归是妇科要药，活血补血；姜性味辛温，温中散寒，能助当归活血、养血；而羊肉甘、温，治疗五劳七伤虚寒，效果最佳。取当归30~50克，生姜15~30克，羊肉500~1000克，羊肉切块洗净，放入开水焯好取出，当归、生姜切片，和羊肉一起入锅煨汤，熟后去药包饮用，一个月后全身温暖，宫寒渐渐消除。

宫寒不同于其他的妇科疾病，既在调又在养，养甚至比调更重要，首先要注意不要吃冰冷的食物，别贪图凉快，吃刚从冰箱里拿出来的食物，尽量避免吃寒性食物，如西瓜、梨、绿豆等食物。还有尽量少待在空调房里，空调的冷气很容易侵入身体，如果淋雨或受凉，及时补救，喝一点驱寒的生姜茶，赶走寒气。

肥胖不孕先别急，去痰减脂用陈皮

不少女性白白胖胖，被称为"福相"，可异常的肥胖不仅会让女性失去应有的柔美，还会带来一些麻烦，如月经不调，从而出现不孕的症状。

脾在五行中属湿土，被停滞的水液一泡，运化能力更弱，水液只好聚在体内，成为湿、痰，形体变胖，所以被朱丹溪形象地概括为"肥人湿多"。湿是什么？中医认为，湿是阴邪，重浊黏腻，压抑经脉，使脏腑功能紊乱，引起不孕。

胖人不孕还有一个原因，身体肥胖，内脏也相应跟着增厚，厚重的脂肪遮隔子宫，不易受精，所以无孕。调理肥胖不孕的方法就是益气健脾、燥湿化痰以调和气血，气血顺畅，自然易于妊娠。李东坦拟了一方为补中益气汤：人参15克，黄芪（生用）10克，柴胡3克，当归10克，白术（土炒）15克，茯苓30克，甘草、升麻、陈皮各少许，用水煎服即可。此方还能用于女性妊娠的时候，缓解脾肺气虚、肢体倦怠、饮食无味、手脚肿大等症状。

也可以用一味药材辅助调理肥胖痰多引起的不孕，那就是刚才提到的陈皮。陈皮就是水果橘子的皮，《神农本草经》记载陈皮"主胸中瘕热逆气、利水谷。久服，去臭、下气、通神。"在唐代，陈皮还能登上大雅之堂，作为贡品。有趣的是，一般的药材越新鲜药性越好，而陈皮却相反，干燥后陈放时间越长越好，所以有千年人参、百年陈皮的说法。陈皮味辛、苦，味辛善散，故能开气；苦以开泄，故能行痰。主要作用是行脾胃之气。脾胃有湿浊，气血瘀滞，运化功能不强，容易引起不孕。所以用有强大散、泄功效的陈皮，温化湿浊，调理脾胃以达到治疗不孕的目的。

备孕的女性，首先要控制体重，多注意参加体育锻炼，适当控制饮食，多吃蔬菜，少吃面粉、糖、脂肪类的食物。必要时可以适当喝一些荷叶水来清脂、保持体形苗条，五脏六腑健康，子宫强健有力，这样才能生出聪明健康的宝宝。

7. 产后缺乳怎么办?

产妇在哺乳期乳汁甚少或全无,称为缺乳。缺乳多发生在产后二三天至半个月内,也可发生在整个哺乳期。产后是母体哺育新生儿,使其获得最佳生长发育,并奠定一生健康基础的重要生理阶段。中医认为本病是产后体虚、气血生化之源不足,或肝郁气滞、乳汁受阻所致。产后缺乳,除采用部分药物外,一些食疗药膳也有较好的效果。

1)补益气血

《傅青主女科》云:"夫乳乃气血所化而成也,无血固不能生乳汁,无气亦不能生乳汁。"《妇人大全良方》说:"妇人乳汁,或行或不行者,皆由气血虚弱,经络不调所致也。"傅青主治产后缺乳,首先以气血亏损立论。妇女以血用事,下之经血,上之乳汁,均赖血以化生。

补气益血药膳汤(党参30克,北黄芪30克,大枣30克,生姜10克,红糖30克,鸡蛋100克,煮汤,中餐与主食一起食用),同时配合通络生乳药膳汤(王不留行10克,通草3克,章鱼60克,瘦肉50克,花生仁30克,熬汤,晚餐与主食一起食用)。

2)疏肝行气

肝郁气滞多由忧郁或产后七情所伤,情志抑郁,肝失条达,气机不畅,乳络乳脉涩滞,乳汁运行受阻而缺乳。傅青主认为产后乳汁不下有虚实两种,一种是产后气血两虚无乳可下;二种是气血尚盛而肝气郁结乳汁不通。如陈无择所说:"产妇有二种乳脉不行,有气血盛而壅闭不行者,有血气少弱涩而不行者。"

行气下乳汤:黄芪5克,当归5克,通草30克,王不留行30克,甘草6克,猪蹄1只,饮用汤汁。配合橘叶青皮煮汤饮(橘叶、青皮、香附各10克)。

3)化痰湿,通乳络

《景岳全书·妇人规》曰:"肥胖妇人痰气壅盛,乳滞不来。"《三因极一病证方论》指出"有气血盛而壅闭不行者……盛当疏之。"

鲫鱼通草汤：鲫鱼500克（除鳞甲和内脏），通草6克，陈皮30克，扁豆30克，四者共煮，吃鱼喝汤。一日2次，连吃3~5天。鲫鱼能和中补虚，渗湿利水，温中下气，有消肿利水通乳之功效。一般煮汤淡食效佳，不可煎炸食之。适于产后乳房发胀而乳汁不通者服用。

8. 蛋黄油治乳头皲裂验方

乳头皲裂为产后多发病，多由气血偏虚，乳头失濡养而致。蛋黄中的卵磷脂和胆固醇是构成和修补组织细胞的重要物质。临床采用蛋黄油治疗乳头皲裂，可增进局部营养，促进细胞再生，能有效保护乳头，使裂口迅速痊愈。

取煮熟的鸡蛋黄 2 个。将蛋黄碾碎，平铺在饭勺里，用中火，待饭勺热透，用汤匙挤压、翻炒蛋黄，直至焦黑出油，将油留下，残渣扔掉即可。用温水洗净患处，擦干；用棉签蘸油涂抹患处，自然晾干，严重者可包裹纱布；不限次数。一般连用数次可愈。

9. 烦躁、郁闷、盗汗……面对更年期，女性该怎么办？

情绪烦躁、心情郁闷、潮热盗汗、睡眠不佳、腰腿酸痛、提不起劲……中年女人任何"不可理喻"的表现好像都能拿"更年期"这个词来解释。更年期是每个女性都会经历的生命阶段，就像青春期一样，不请自来。面对更年期，女性该怎么办？

什么是更年期？

更年期是指人体从生殖期过渡到老年期的一个特殊生理阶段，也是多种老年疾病的萌发期。一般女性指 40~60 岁这个年龄段。根据欧洲最新的调查数据显示，有高达 94％ 的欧洲妇女患有一种或多种更年期症状，将近 2/3 的更年期症状会影响她们的生活节奏和质量。而在中国，女性更年期症状的发生率也达 60％ ~80％。女性更年期已经成为公众广泛关注的话题。

更年期有哪些表现？

尽管更年期的概念传到中国已经有很长时间，但是公众对其认识还不够。眼下，人们往往把更年期女性的偏执、脾气大、乱猜疑、喜怒无常等视为正常表现，其实这些症状是进入更年期的信号。

月经异常

40 岁以上的妇女月经延期、月经量少、规律的月经突然停止，排除其他疾病因素，通常是更年期最早的信号。

精神症状

更年期女性常有情绪不稳定、急躁、抑郁、多疑、记忆力减退、敏感、精力不集中、感觉异常（麻木、刺痛、蚁行感）等症状。

泌尿、生殖系统症状

尿频或排尿不畅，易尿路感染，尿失禁。由于外阴皮下脂肪变薄、阴道干涩、皱襞变浅、弹性减弱而致性生活疼痛。

心血管系统症状

心血管系统症状表现为发作性发热、汗出（潮热）、心慌，也有人表现为更年期假性心绞痛、更年期高血压。

骨质疏松、易骨折

由于雌激素水平的下降，导致骨量下降、骨结构破坏，表现为骨密度下降、腰背肌肉酸痛、活动不慎出现骨折。

更年期如何调养？

更年期症状会不同程度地造成生活上的困扰，如果懂得提早调养，不仅可以延缓更年期的到来，还可以减轻更年期身体的不适。

饮食调养

摄取安神食材，如黄豆、山药、大枣、百合等，这些食物有助于改善更年期女性的尿频、失眠等。

摄取含钙食物，如海带、紫菜、发菜、黑木耳、黑芝麻等黑色食物和牛奶，充足的钙质可以避免夜间盗汗、腿部抽筋或情绪沮丧。

少喝咖啡与酒。咖啡因和过量的酒精会干扰睡眠，也会影响体内激素水平，让骨质流失得更快。

心理调养

更年期的心理调养很重要。《素问》说："百病生于气也，怒则气上，喜则气缓，悲则气消，恐则气下……惊则气乱，劳则气耗，思则气结。"因此应正确认识更年期是每个人必然经历的生理变化过程，不必过分焦虑，应保持乐观情绪，调整好心态，多参加社团活动、结交知心好友，及时地与家人诉说内心的苦闷，释放不良情绪，让心境变年轻。

中医药调养

中医认为，更年期综合征是由于女性肾气渐衰，冲任亏虚导致的，与体内阴阳失衡、脏腑气血失调有关。通过合理的中药调理能改善相应的不适症状。

潮热：大多以阴虚火旺为主，从滋阴潜阳入手，可用桂枝龙骨牡蛎汤加减或六味地黄丸加减，能获得较好疗效。

遗尿：大多因肾气亏虚，以补肾为主，或补中益气，可用金匮肾气丸或济生肾气丸或补中益气汤加减。

失眠：大多因为心阴亏虚或心火偏亢，根据具体情况，可用养心安神清心火之法，用知柏地黄丸或酸枣仁汤加减。

心烦易怒：大多为肝郁化火，以疏肝理气为主，可用丹栀逍遥散合甘麦大枣汤加减，可获良效。

10. 人过五十"脏"渐衰，饮食调养需注意

从 50 岁开始，人的五脏开始衰老，饮食方面尤其需要注意。

《黄帝内经》以"十年"为一时段来划分人的生命周期。在不同的生命周期，由于人体五脏六腑气血盛衰的不同，故在精神、饮食、起居、运动调养方面也有不同的要求。从 50 岁开始，人的五脏开始衰老，饮食方面尤其需要注意如下几点。

精神心理要平和

人生不同时期会有不同的生理病理变化，都要用一种平和的心态来对待，把它看淡一些，明白这是正常的生理病理变化。有些中老年人由着自己的性子，觉得自己已到中老年，身体衰老，就肆意闹情绪。此种思想负担会加速人的衰老，且有百害而无一利。

60 岁以后，虽然人体的整体功能衰老，但可做到心不老。闲来可读书、下棋、写字、画画、养花种草，都可怡养情性。宋代著名诗人陆游 60 岁时还"身杂老农间"，亲自耕种，参加体力劳动，看书，作诗。

饮食规律有重点

中老年时期人体的血压和血脂都会升高，需清淡饮食。可根据自身体质特点，进补一些药膳，尤其要吃些补肾的食物。按中医理论，肾为水，水为黑，黑色的食物即可补肾，如黑木耳、黑芝麻、黑米之类。必须注意，肾病患者不能吃豆类，包括黑豆。核桃仁具有补肾纳气、益智健脑、强壮骨骼的作用，且能够增进食欲、乌须生发。核桃仁中所含的维生素 E 是医药学界公认的抗衰老药物。女性可以多食用一些菌类食物。花生有"长生果"的美誉；大枣益气养血，是健脾的食疗佳品。

饭后适当做运动

俗话说："饭后百步走，能活九十九。"《摄养枕中方》中说："食止，行数百步，大益人。"老年人要适当运动，如此才可延缓人体衰老的节奏。老年人肠胃消化能力逐渐减弱，饮食上更应注意粗细搭配，食用易消化吸收的食物。更应该遵循《黄帝内经》中"饮食自倍，肠胃乃伤"的训诫，每餐不宜食太多。饭后应慢慢散步

以促进消化，也可采用孙思邈的摩腹养生法。这种方法操作简单，非常适合老年人。腹部为胃肠所在之处，应常常进行腹部按摩。

中年时期人的体力和脑力较之年轻时都有所下降，此阶段应适度参加体育锻炼，以延缓肌肉骨骼的衰老。注意不要剧烈运动，应以慢运动为主，比如慢跑、散步、打太极拳、练五禽戏等。

11. 老人四肢肿胀，试试逆向按摩

老年人常做逆向按摩，可以很好地改善血液回流不畅，缓解四肢酸痛肿胀。

老年人在久坐或久站后会出现下肢肿胀等一系列症状，久而久之，容易出现静脉血栓形成、静脉曲张等问题，这是因老年人血液循环不畅所致。大多数老人的皮肤比较松弛，肌肉体积和力量减退，不能给静脉血液的回流提供足够的动力。因此，老年人常做逆向按摩，可以很好地改善血液回流不畅，缓解四肢酸痛肿胀。逆向按摩方法如下。

按摩上肢时，先用右手握住左上臂，沿手背外侧由手背向肩部推按左上肢；到达肩部时，再将左手反掌，然后继续用右手由上而下揉按左臂内侧至手掌心处；重复揉按 20 次。对侧以同样方法按摩。

按摩下肢时，可以先用双手沿着右腿外侧由足背向上推按至右腹股沟外侧，然后同时沿着右大腿内侧往下移动按摩大腿内侧到右足底为止，循环按摩 20 次后，再按摩左腿。

需要注意的是，按摩时用力要均匀适中，以轻手法按摩为主，多采用推、按、揉、拿、捏等手法。按摩前先活动四肢，使机体做好热身准备。有骨髓炎、严重心脏病、肝肾功能不全的患者不宜做逆向按摩。

坚持每天做逆向按摩，可疏通人体下半身的经络，促进血液循环，起到活血化瘀的作用。逆向按摩还能有效增强肌肉力量及关节、韧带的柔韧性，使四肢协调能力增强。背部逆向按摩则能宽胸理气，促进血液循环，增加消化功能，提高机体的免疫力和抗病能力，从而达到养生保健的目的。

12. 预防老年痴呆，中医有"处方"

老年痴呆症是发生在老年群体中比较常见的一种疾病，主要症状是记忆力减退，对老年人生活质量有严重影响。

中医认为，老年痴呆发病病机多为肾精亏虚。年老肾精亏虚，先天之本不足，气血化生减少，气血运化无力，血行不畅而致血瘀，从而加剧人体脏腑及脑的老化；同时，嗜食肥甘厚味或外邪侵袭，损伤脾肺，导致痰浊中阻，上阻脑络，蒙蔽清窍，使清窍失养，神明失调，与瘀、毒互结，阻碍气机，影响气血运行，从而加重正气耗伤；另外，七情所伤，肝郁气滞，气机不畅则血涩不行，气滞血瘀，蒙蔽清窍；忧思过度，损伤心脾，心脾两虚，脑失所养，神机失用。总的来说，其病理机制涉及心、肝、脾、肾多脏，为本虚标实、虚实夹杂之证。

如何预防老年痴呆症

对于老年人来说，脑老化是一个不可抗拒的自然规律，如老年人常有记忆力减退、职业技能下降及行动笨拙、头晕、失眠和各种感觉的轻度下降等。预防脑老化尚缺乏有效可靠的方法，但勤用脑、顺心气、巧运动是可以延缓脑老化并对老年痴呆预防起到一定的积极作用。

中医认为，老年痴呆症的病位虽然在脑，根源却是心、脾、肾等脏腑功能失调，尤其与肾关系密切。脑为髓海，肾藏精、主骨、生髓。肾中精气充足则髓海生化有源，脑力强健。随着人体衰老，肾精不断衰减，致脑力减弱、迷糊善忘。其次，"心者，君主之官也，神明出焉"。意思是说人的记忆、认知、情感和语言由心主宰。"脾藏意"，思考、记忆是以气血为基础，故脾胃健运、气血充盛则记忆力旺盛、思维敏捷；反之，则记忆力减退，思维迟钝。因此，老年痴呆症与心、脾、肾密切相关。治疗上既要治脑，也要治病求本，多采用补肾益精、健脾化痰、养心安神、疏肝理气、清热泻火及活血通络等治法。

经长期研究证明，患此病的因素与人们平时的生活方式有很大关系，因此预防老年痴呆应从日常做起。如养成良好的饮食习惯、休息习惯和用脑习惯，同时，可采用综合性预防治疗措施，包括药物疗法、饮食疗法、体育疗法、情志疗法、娱乐疗法等，其具体方法又十分丰富，要因人、因时而异。此外，听广播、音乐，看电视，经常与老朋友、老同事交谈，以及对语言、肢体功能障碍的恢复训练，均有助于预防老年痴呆症。

另外日常有 3 种方法可以预防老年痴呆。一是灸头顶，将艾条一端点燃，悬于百会穴（头顶正中）上 5~8 厘米处温灸，每次 10 分钟，每日 1 次。艾灸百会穴有醒脑开窍的功效，能增强记忆力，提高大脑的灵敏度，远离老年痴呆。二是掐脚背，用一侧手的大拇指掐同侧的太冲穴（足背第一、二跖骨结合部前凹陷处），力度以感觉微痛为宜，每次 3 分钟，之后换手操作，每日 2 次。掐太冲穴可提高大脑的空间位置感知能力，延缓老年痴呆。三是揉手背，用一侧手的大拇指按揉另一侧手的合谷穴（手背第一、二掌骨之间，约平第二掌骨中点处），力度以感觉微痛为宜，每次 3 分钟，之后换手操作，每日 1 次。按揉合谷穴可增强大脑灵敏度。

13. 老年人治便秘少吃凉性水果

老年人常被便秘问题所困扰，于是，多吃梨、香蕉等水果成了老人们防治便秘的必修功课之一。其实，并不是所有水果都能成为老人便秘的"克星"，凉性水果，便秘老人还是应该少吃。

便秘也分证型

根据便秘患者的临床表现不同，中医将便秘分为多种证型，对于大部分青壮年而言，便秘多属于实证、热证，因此，适当增加梨、香蕉等具有清热、润肠、通便作用的食物就可以缓解便秘。

但老人的便秘多属于虚证，因为人体的阳气会随年龄的增长逐渐衰弱，大多数老人都存在不同程度的脾肾阳虚症状，常常表现为大便干涩难解、四肢欠温、畏寒喜暖、腰膝酸软，或腹中冷痛、得温则舒。这些患者如果盲目增加梨、香蕉等凉性水果的摄入，无异于"雪上加霜"，不仅会增加老年人便秘的症状，还会诱发或加重畏寒、腹中冷痛等阳虚症状。

日常调理才是根本之道

老年人便秘与肠功能衰退、蠕动功能减低有密切关系，对于这种便秘，千万不能依赖泻药，贪图"一时之快"的后果，可能是形成恶性循环，导致肠蠕动无力、肠道更加干燥。

因此，老年便秘患者应从生活上进行综合调理，除了进行饮食调养外，还应注意以下几点：第一，养成主动喝水的习惯；第二，在病情和体力允许的情况下，根据健康状况，做一些力所能及的活动，如散步、太极拳、体操等；第三，养成定时排便的习惯，不论有无便意，都要按时排便；第四，采用按摩法来解除便秘：双手重叠，用力均匀，自右下腹开始绕脐顺时针按摩 100 下，逆时针 100 下，每日 3 次。

14. 家庭保健热熨法

　　热熨法是家庭保健疗法的一种，就是运用食物或药物在人体特定部位或穴位进行热敷温熨的一种物理疗法。它是通过热感传入人体内部，从而达到相应的治疗效果。此法具有温通经络、祛风散寒、舒筋活血、消肿止痛等多种效果。常用的热熨法有盐熨、姜熨、葱熨、醋熨、米熨、麸皮熨、热水熨等。

盐熨法

　　取粗盐 500 克，在锅内拌炒，使其受热均匀，炒热后立即放入缝好的布袋内。可热熨腹部以治虚寒性胃脘痛；热熨腰背以治肾虚腰背痛；热熨肩部以治肩周炎；热熨前额以治头痛。也可放入少许花椒同炒，以增强祛风湿的作用。

姜熨法

　　取生姜 250 克，洗净捣烂，挤出姜汁，备用。将姜渣炒热，装入布袋，热熨患处。姜凉后，加入姜汁再炒热，熨之。适用于因过食生冷、油腻而引起的脘腹痞满、胀痛等症。还可以用于风湿性关节炎及扭伤、挫伤引起的局部肿痛。

醋盐熨法

　　取粗盐 300 克，炒热；然后加入 50 毫升左右的姜汁醋，边炒边撒，撒完后，再炒一会；将炒好的粗盐用布袋装好。热熨腰骶部及小腹部，治疗妇女月经不调；热熨下肢，治疗小腿抽筋及"老寒腿"。

葱熨法

　　取生葱 250~500 克，捣碎，放热锅内炒至极热，少加白酒，搅拌均匀，装入布袋，热熨脘腹或腰腿患处。治疗因消化不良引起的胃脘痞满、关节痛、腰酸痛等。

麸皮熨法

　　取小麦麸皮 500 克，炒热，洒入白酒少许，搅拌均匀，装入布袋，热熨患处，以治颈肩腰腿痛。